健康科普小讲堂

慢性肾脏病防治实用手册

刘华锋　主编

人民卫生出版社

图书在版编目（CIP）数据

慢性肾脏病防治实用手册 / 刘华锋主编 . — 北京：
人民卫生出版社，2020

ISBN 978-7-117-30094-0

Ⅰ.①慢… Ⅱ.①刘… Ⅲ.①慢性病 – 肾疾病 – 防治
– 手册 Ⅳ.①R692-62

中国版本图书馆 CIP 数据核字（2020）第 111246 号

人卫智网	www.ipmph.com	医学教育、学术、考试、健康，
		购书智慧智能综合服务平台
人卫官网	www.pmph.com	人卫官方资讯发布平台

慢性肾脏病防治实用手册

主　　编：刘华锋
出版发行：人民卫生出版社（中继线 010-59780011）
地　　址：北京市朝阳区潘家园南里 19 号
邮　　编：100021
E - mail：pmph @ pmph.com
购书热线：010-59787592　010-59787584　010-65264830
印　　刷：北京顶佳世纪印刷有限公司
经　　销：新华书店
开　　本：889×1194　1/32　　印张：10
字　　数：216 千字
版　　次：2020 年 8 月第 1 版　2020 年 8 月第 1 版第 1 次印刷
标准书号：ISBN 978-7-117-30094-0
定　　价：60.00 元

打击盗版举报电话：010-59787491　E-mail：WQ @ pmph.com
质量问题联系电话：010-59787234　E-mail：zhiliang @ pmph.com

《慢性肾脏病防治实用手册》编委会

主　编　刘华锋

副主编　许勇芝　姚翠微　陈欣欣

编　者
广东医科大学附属医院
刘华锋　许勇芝　姚翠微　唐　蓉　黄志清　陈　婷
冯永民　周宏久　罗勉娜　黄柳涛　陈锦霞　安　宁
王淑君　冯永民　王燕劲　宋　芬　陈欣欣
湛江市中心人民医院
黄少珍　罗远标　黄雷招　曾　蕾　庞雅君
广东医科大学第二附属医院
刘付捷　黄玉英　彭耀尧
广东省农垦中心医院
王吉萍　刘付敬樟
廉江市人民医院
孙　移　龙昌顺　陈　玮　黄祖奕
吴川市人民医院
谭亚贵
湛江市第四人民医院
庞兆辉

漫画绘制　莫宇倩　莫楚怡　江艺琴　林明媚　陈浩珠　凌雯霞
岑恩妮　叶丽莎　郭卓琳　钟璧莲　张明峰　李晓杰
陈远平　史冰纯　邓智文　何银铃　陈玉龙　许萃菡
周亦帆　林显健　庄烁峰　李英麒

校　对　陈政芊　林美燕　李妍静　张秀娟

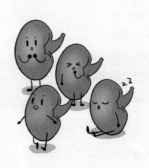

据我国慢性肾脏病流行病学调查结果显示，我国成人慢性肾脏病的患病率为10.8%，以此可估算出我国约有1.2亿慢性肾脏病患者。慢性肾脏病对人类健康的主要威胁来自于尿毒症和并发心脑血管疾病的高风险。通过流行病学模型进行估计，我国尿毒症患者已超过200万人。尿毒症不仅会显著地缩短患者的预期寿命，也是世界上"花钱最多的疾病"，不断攀升的透析费用严重消耗着社会医疗资源。合理预防慢性肾脏病是降低其发病率、延缓其发展为尿毒症的有效途径，因此，提高民众对慢性肾脏疾病的认识已经刻不容缓，只有人人参与，才能在国家层面上保护国民的肾脏健康，战胜慢性肾脏病。

刘华锋教授所带领的团队本着对人民健康高度负责的"初心"，在繁忙的临床、科研和教学工作之余，撰写、绘制了这本图文并茂的科普读物，该科普书的发行，将帮助慢性肾脏病患者及广大民众了解慢性肾脏病的发生及危害以及各主要慢性肾脏病病种的临床特点，提示民众应如何预防和及早发现慢性肾脏病，并指导慢性肾脏病患者应如何更好地生活和工作，有较高的现实意义。

本书兼顾专业性和科普性，且不乏趣味性，是对于广大民众，特别是慢性肾脏病患者及其家属防治肾脏疾病的有益读物，对社区全科医生也有一定的参考价值。

赞赏本书编写团队为实现"健康中国"所付出的努力，故愿为之作序！

中国科学院院士、南方医院肾内科主任

2019年10月15日

慢性肾脏病是严重危害人类健康的重大非传染性疾病，发病率高达10%以上。慢性肾脏病的最终结局是尿毒症，这是国家审定的重大疾病之一，对患者、家庭及社会的危害尽人皆知。当前，慢性肾脏病呈现"三高一低"现象，即高发病率、高致残及致死率、高治疗费用和低知晓率，可见防治任务极其艰巨。要战胜慢性肾脏病，单靠为数不多的肾脏病专科医护工作者显然是不够的，还需要广大慢性肾脏病患者自身及其亲属，以至社区公民的广泛参与，形成以肾脏病专科医护工作者为主导、全社会共同参与的慢性肾脏病防控局面。这是编写并出版此科普读物的主要意图。

本书共五十章，分为上、中、下3篇，详细介绍慢性肾脏病防控的科普知识。第一章至第二十章为上篇，即"病情篇"，主旨是帮助慢性肾脏病患者及广大社区公民了解肾脏、了解慢性肾脏病的发生及危害、了解各主要慢性肾脏病病种的临床特点，使慢性肾脏病患者以至广大公民能够"知己知彼"，达到既不轻视疾病，也不畏惧疾病的目的。第二十一章至第四十章为中篇，即"诊治篇"，主旨是帮助慢性肾脏病患者及广大公民了解如何筛查慢性肾脏病，及时发现慢性肾脏病的病情活动，合理看待慢性肾脏病患者的主要临床指标、检查结果以及病情进展，实现慢病自我管理并能配合专科医师有效控制病情，以达到预防慢性肾脏病发生或延缓甚至阻止慢性肾脏病病情进展的目的。第四十一章至第五十章为下篇，即"生活篇"，主旨是帮助慢性肾脏病患者及其家属了解在患病以后该如何进行工作与生活，并特别关注慢性肾脏病患者的饮食、婚姻生活以及生育问题，帮助患者学会与慢性肾脏病和平共处。

本书由湛江市慢性肾脏病管理中心数十名专家、教授撰写。湛江市慢性肾脏病管理中心是由湛江市卫生健康局批准设立的，覆盖湛江地区一、二、三级医院的慢性肾脏病三级防控网络体系，是本地区肾脏病专科医护人员和基层全科医护人员协力抗击慢性肾脏病的工作平台，在粤西地区慢性肾脏病防控中发挥着重要的作用。所有撰稿人均在慢性肾脏病的防治和研究方面具有非常丰富的经验，并具有较深的学术造诣。

本书由湛江市慢性肾脏病管理中心的核心单位，广东医科大学附属医院肾脏病内科中心负责组织编写。广东医科大学附属医院肾内科中心是国家慢性肾脏病临床研究中心分中心，是广东省临床医学重点学科以及广东医科大学重点学科。该学科近年参与的科研项目"慢性肾脏病进展机制及临床防治"获得了国家科学技术进步二等奖和广东省科学技术进步二等奖，承担国家自然科学基金近10项，发表科研论文近200篇，并出版了《慢性肾衰竭》《急性肾衰竭》等专著。

本书采用图文并茂的编写方式，所有插图均由广东医科大学附属医院义工"幸福银行"医普惠明工作室成员原创绘制。医普惠明工作室是一个由医学专家和医学生共同组成的科普作品创作团队，该团队成员不但有专业医学背景，还兼具一定的艺术造诣，秉承"让医学知识走进生活"的创作理念，已创作出一系列具有医学人文情怀的通俗科普作品。本文插图能较好地针对读者难于理解的内容或者重要的内容进行形象表达，不乏趣味性，且进一步增加了本书的可读性。

我们相信，本书的发行必将有助于改善当前慢性肾脏病"三高一低"的严峻局面，也必将有助于慢性肾脏病患者及其家属正确看待疾病，开启与慢性肾脏病和平共处的快乐人生！

刘华锋

2019年10月6日

目录

上篇　病情篇

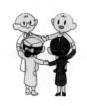

中篇 诊治篇

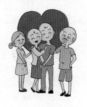

下篇　生活篇

上篇

病情篇

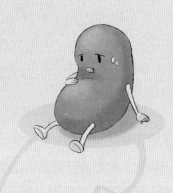

第一章 | 中医"肾"与西医"肾脏"的异同

💬 主编寄语

　　要想了解慢性肾脏病，我们首先要了解肾脏。在我国，中医的"肾"与西医的"肾脏"并不是完全对等的，二者之间，有"异"也有"同"。

一 怎么认识中医的"肾"

　　根植于中国古代哲学思想的阴阳五行学说是中医学的理论根基。阴阳学说认为，自然界任何事物或现象都包含着既相互对立又相互依存的阴阳两个方面，即矛盾的两个方面；而五行学说则认为金、木、水、火、土乃是构成自然界的5种基本要素。历代中医药学专家常利用阴阳五行学说来解释人体生理、病理现象以及中药药性，并以之指导和总结医学知识及临床经验，从而逐渐形成了以阴阳五行学说为基础的中医学理论体系。中医理论重视整体观，重视人与外部自然的相互关系（即所谓的"天人合一"），因此有其独特的优势。

　　按照阴阳五行学说，人体中的五脏对应五行，而肾乃五脏之首，在"五行"中属"水"，又分肾阴和肾阳。可见，中医的"肾"比较抽象，其所包含的范畴也比较广，不仅是我们的两个肾脏，它还包括一部分神经系统（如交感神经系统）、内分泌系统（如甲状腺）和生殖系统等。另外，一些解剖学上看不见的东西也可能属于中医的"肾"，如性功能、如"命门火"等。总之，中医的肾既是看得到、摸得着的，又是看不见、摸不着的，并不是都集中在解剖学的肾脏之上。

中医的"肾"被称为"先天之本"，又称为命门，其功能除了藏精（属肾阴）和温煦（属肾阳）之外，它还主骨、生髓、主水、主蒸腾气化、主纳气等，"肾"所涉及的功能非常广泛、强大。读者千万不能将中医之"肾"与西医的肾脏完全对等起来理解。

 ## 怎么认识西医的"肾脏"

西医的肾脏属于泌尿系统的一部分，泌尿系统主要由相互连接的肾脏、输尿管、膀胱和尿道构成，其主要功能就是生成和排泄尿液。当然，肾脏还有一些内分泌功能，这些功能控制着人体红细胞的生成、血压的调节和骨的生长等。西医的肾脏是泌尿系统最主要的组成部分。人有两个肾，分居身体左右，分别称左肾和右肾。它们长在中腹腔后部、脊柱两侧，其投影约位于第10～12肋骨后下方。西医的肾脏是实实在在的，范围比较局限，它就是长在我们体内的两个肾脏，是看得见、摸得着且十分具体的肾脏。

肾脏的结构是比较复杂的，如果将肾脏从冠状面剖开，肾实质可分为位于表层的肾皮质和位于深层的肾髓质。肾脏产生的尿液先收集到肾盂，然后流经输尿管进入膀胱而暂时存储，排尿时经尿道排出体外。

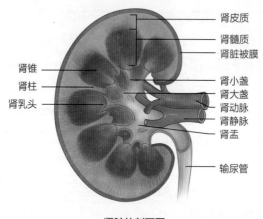

肾皮质
肾髓质
肾脏被膜
肾锥
肾柱
肾乳头
肾小盏
肾大盏
肾动脉
肾静脉
肾盂
输尿管

肾脏的剖面图

微观上，人体的肾脏约由200万个肾单位构成，左右各有约100万个肾单位。肾单位是肾脏结构和功能的基本组成单位，就像人类社会是由千千万万个家庭构成的一样，肾脏也是由许许多多的肾单位构成的。每一个肾单位都包括肾小体和肾小管，而肾小体又由肾小球和肾小囊构成。

如前所述，西医肾脏的主要功能是生成尿液。肾脏有如一个筛子，血液流经肾小球后，除了血细胞和大的分子（如蛋白质等），其他的小分子成分如水、糖、盐、尿素、肌酐均被滤入肾小囊，这些小分子物质在流经肾小管时，除几乎所有的糖分、大部分的水分和部分的盐分等对身体有用的物质会被肾小管重吸收外，多余的水分和盐分以及几乎所有的尿素和肌酐等对身体没用的代谢废物将不被重吸收，这些身体不需要的废物会流经集合管而汇入肾盂，尿液也就这样生

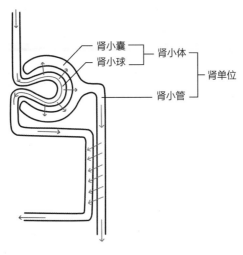

肾单位结构图

成了。大家应该知道的是，肾小球的滤过功能是非常强大的，正常人一个肾脏一天一夜滤过的液体量接近100升，但由于肾小管同时也有非常强大的重吸收功能，滤过的液体大部分会被肾小管重吸收，因此，正常人每天的尿量一般在1.5升左右。

三 中医的"肾"和西医的"肾脏"的异同之处

中医的"肾"与西医的"肾脏"是有所不同的，但随着现代科学的发展和对中医理论的不断挖掘，不少中医理论已经开始能与现代科学理论对接，中医的"肾"与西医的"肾脏"也已能逐渐对接起来，例如中医的"肾主水"与西医肾脏调节水盐代谢的功能相对接；中医的"肾主骨"则与西医肾脏分泌活性维生素D_3相对接；而中医的"肾生髓"则与西医肾脏分泌促红细胞生成素的功能相对接。又例如一些"肾阳虚"患者可能与其机体的代谢功能弱有关，甲状腺功能减退症就属于肾阳虚；"肾阴虚、内热"则可能与患者体内发生微炎症状态有关等。

（刘华锋）

作者简介

刘华锋

医学博士，教授，主任医师，博士生导师。现任广东医科大学附属医院副院长、广东医科大学肾病研究所所长，中国病理生理学会肾脏病分会常委，中国中西医结合肾病学会委员，广东省医学会肾病分会、血液净化分会常委，湛江市医学会肾脏病与血液净化分会主任委员。至今主持国家自然科学基金5项，发表科研论文200多篇，其中被SCI收录40多篇，获广东省科技进步奖5项，参加国家科技进步奖1项。对各种慢性肾病和系统性红斑狼疮的诊治有专长，建立了当前粤西唯一的"慢性肾脏病防控重点实验室"和"慢性肾脏病规范化管理中心"。

💬 主编寄语

慢性肾脏病是一类疾病的总称，包括各种原因引起的肾脏结构和功能障碍，且持续超过3个月的肾脏疾病。这是一类可逐渐加重的重大非传染性慢性疾病，最终结局是尿毒症。

据2012年北京大学王海燕教授发表于世界著名杂志《柳叶刀》的研究报道，我国慢性肾脏病患病率10.8%，即平均每10个人之中就有1个人罹患慢性肾脏病。不少慢性肾脏病可以发展至尿毒症，甚至还会导致其他脏器不同程度的损伤，严重危害人体的健康。慢性肾脏病已成为全球高度重视的卫生问题，也是每一位读者必须重视的健康问题。

一 什么是慢性肾脏病

肾损伤持续超过3个月，就称为慢性肾脏病。为什么是3个月呢？医学上通常将3个月作为区分急性肾脏病和慢性肾脏病重要的时间界限。7天之内的肾脏损伤或肾功能减退称为急性肾损伤，大部分肾功能可全部或部分恢复；7天至

3个月的肾脏损伤或者肾功能减退称为急性肾脏病，部分肾功能还可以恢复；而超过3个月的肾脏损伤，一般认为不可逆。

那么，如何判断肾脏损伤或肾功能减退呢？可以根据以下几项检查或病史进行判断。

1. 检查随机尿白蛋白/肌酐比率（ACR）。

2. 检查尿常规。

3. 经皮肾活检。

4. 肾脏影像学检查。

5. 肾小球滤过率检查是否有肾移植病史。

二 慢性肾脏病的严重程度怎么分期

根据慢性肾脏病严重程度，可分为5期，具体分期及风险见下表。

慢性肾脏病的分期

分期	估算肾小球滤过率 （eGFR） $[ml/ (min \cdot 1.73m^2)]$	肾功能损害程度
CKD 1 期	≥ 90	轻度
CKD 2 期	60 ~ 89	轻度 - 中度
CKD 3a 期	45 ~ 59	中度
CKD 3b 期	30 ~ 44	较重中度
CKD 4 期	15 ~ 29	中重度 - 重度
CKD 5 期	< 15	重度

慢性肾脏病是一种慢性疾病，但由于病因不同、个体差异以及治疗是否合理等因素，有的病情进展缓慢，而有的却进展快速。如果患者每年eGFR下降超过5ml/（min·1.73m²），则一般认为属于快速进展。而事实上，即使没有任何肾脏病，当年龄超过40岁以后，每年eGFR下降理论上超过1ml/（min·1.73m²）。

三　慢性肾脏病的病因是什么

自身免疫性疾病、糖尿病、高血压、药物、毒物、感染、肿瘤和遗传因素等一切可能损害肾脏的因素，均可导致慢性肾脏病。

长期以来，我国慢性肾脏病的第1位病因是原发性肾小球疾病，约占慢性肾脏病的一半；第2位病因为糖尿病肾脏疾病，约占慢性肾脏病的1/4；第3位病因为高血压性肾损害；第4位病因为梗阻性肾脏病。而在发达国家或地区，慢性肾脏病的首位病因为糖尿病肾病，其次为高血压肾病和免疫性肾小球肾炎。随着经济社会的发展，近10年，我国新发的慢性肾脏病也以糖尿病肾脏疾病为首位病因。

（一）原发性肾小球疾病

原发性肾小球疾病是指一组病因不明，以免疫异常为主要肾损伤机制的肾脏疾病。临床主要表现为蛋白尿和/或血尿、水肿、高血压，甚至肾功能减退。如果肾穿刺活检，可以发现此类患者均可出现各种各样不同的肾脏病理损伤，但均以肾小球损伤为主，可伴有肾小管、肾间质的急性或慢性损伤。

原发性肾小球疾病可进行临床和病理分型。读者必须注意的是，一种临床类型的肾小球疾病可有多种病理类型，而反过来，一种病理类型肾小球疾病也可有多种临床表现。

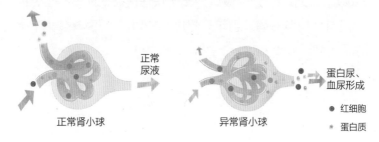

正常尿液

正常肾小球　　　　　　异常肾小球

蛋白尿、血尿形成

● 红细胞
※ 蛋白质

原发性肾小球疾病患者肾小球损害导致蛋白尿和血尿

（二）糖尿病肾病

继发性肾小球疾病主要包括糖尿病肾病、狼疮性肾炎和系统性血管炎肾损害、肿瘤相关性肾损害等。如前所述，当前，我国慢性肾脏病第2位病因为糖尿病肾病，而我国目前糖尿病患者高达1.3亿，这些患者约有20%会发展为糖尿病肾病。相信在不久的将来，糖尿病肾病将成为我国慢性肾脏病的第一病因。因此，现在大家必须行动起来，通过各种措施共同控制糖尿病的发生、发展，借此减少我国慢性肾脏病人群的剧增。

（三）高血压肾损害

我国慢性肾脏病第3位病因为高血压性肾脏损害。中国高血压联盟调查报告显示我国高血压人群达1.2亿，另外，我国相关报告显示高脂血症人群达1.1亿、高尿酸血症人群达

1.8亿。在现代人中，高血压、高尿酸血症和高脂血症常常并存，而高尿酸和高血脂会加重高血压对肾脏的损害，它们都是慢性肾脏病的重要危险因素。而中国高血压联盟报告显示，我国高血压知晓率不足30%、高血压控制率不足18%，广大民众必须重视高血压、高血脂、高尿酸等与慢性肾脏病的关系，须严格控制，以提高达标率，从而减少慢性肾病的发生。

（四）梗阻性肾病

因尿路感染、结石、尿路梗阻、药物毒性引起的肾小管间质损害统称肾小管间质疾病。必须注意的是，当单纯的尿路感染、肾结石没有导致肾脏结构和功能损伤时，并不能称为慢性肾脏病。泌尿系结石阻塞引起肾脏积水等超过3个月，导致肾脏结构异常如肾皮质萎缩、瘢痕，才能称为梗阻性肾病。与国际不同的是，我国排在第4位的慢性肾脏病病因是梗阻性肾脏病，此病在早期是可防可治的，通过定期筛查肾脏

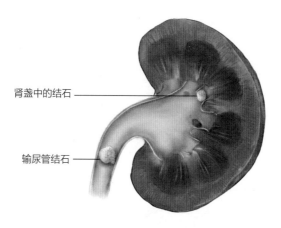

肾盏中的结石 ——

输尿管结石 ——

肾结石和梗阻性肾病示意图

B超，便能早期诊断、早期治疗泌尿系结石，如果采取正确的措施，肾结石所致的慢性肾脏病的发生和进展是可以预防的。

四　导致慢性肾脏病进展的危险因素主要有哪些

1　蛋白尿是慢性肾脏病进展的独立危险因素，尤其是长期不能控制的大量蛋白尿，更是慢性肾脏病快速进展的危险因素，患者可在3~5年内进展至终末期肾脏病。

2　高血压、高尿酸和高血脂既是慢性肾脏病的病因，也是慢性肾脏病进展的独立危险因素。

3　不良生活习惯如抽烟、过度劳累、高蛋白饮食等也是慢性肾脏病进展的重要危险因素。

4　药物滥用，特别是中药的滥用导致慢性肾脏病进展在临床上屡见不鲜。

5　原发病情活动，特别是狼疮性肾炎、IgA肾病等病情活动可加速慢性肾脏病的进展。

五　慢性肾脏病如何长期规范化管理

虽然慢性肾脏病不易治愈，但通过长期规范化管理，病情进展可变慢，甚至可能被遏止，所有的慢性肾脏病病友必须要有信心和耐心！慢性肾脏病病友首先应对疾病高度重视，并尽量将血压、血糖、血尿酸、血脂和蛋白尿等慢性肾脏病的危险因素控制好；其次，是要定期找肾病专科医生复查，复查时间间隔根据病情定为1～3个月不等，并在专科医生的指导下合理用药治疗，千万不能因嫌麻烦或抱存侥幸心理而长期不复诊；再次是不能滥用药物，很多药物需要经过肾脏排泄，弄不好就伤肾，治疗用药也应尽量精简，在备孕怀孕、感冒发烧拉肚子等特殊时期，药物的服用需要更加慎重；最后是要保持规律的生活、乐观向上的心态和清淡饮食，一般要低蛋白和低盐饮食。慢性肾脏病患者具体如何进行长期有效的管理，后面还会有详细的阐述。

（曾　蕾）

作者简介

曾　蕾

主任医师，广东省医学会肾病学分会及血液净化分会委员，湛江市肾脏病与血液净化学会副主委，湛江中心人民医院肾内科主任，长期从事慢性肾脏病临床防治及研究工作，在血液透析、腹膜透析治疗及复杂疑难肾小球疾病诊治方面有专长。

💬 **主编寄语**

我国成年人群慢性肾脏病患病率为10.8%，相当于我国成人慢性肾脏病患者约有1.2亿，由于患者基数巨大，我国尿毒症防控工作任重而道远，对于一名普通国民而言，保护好自己的肾脏是对自己、对家庭和对社会的一份责任。

一 为什么说慢性肾脏病是第六大重大疾病病种

既往大家对胃病、呼吸疾病、心血管疾病和糖尿病等较为熟悉，但对于慢性肾脏疾病的认识却相对较少。很多人，甚至包括非肾脏病专科医生，对无症状蛋白尿和尿潜血都不太重视。近年来，随着对慢性肾脏病流行病学研究的开展，慢性肾脏病已经越来越受到政府、卫生行业和民众的重视。目前认为，慢性肾脏病是继心脑血管病、肿瘤、糖尿病等疾病之后又一威胁人类健康的重大慢性病，已成为全球公共卫生问题。

我国慢性肾脏病的流行情况如何

对于慢性肾脏病的流行病学调查，在发达国家开展得比较早，我国开展得相对较晚。我国近几年的慢性肾脏病流行病学调查显示，我国成年人群慢性肾脏病患病率为10.8%，据此计算，我国约有慢性肾脏病患者1.2亿，且发病率与世界其他地区相接近。在发达国家，每年约有2%的慢性肾脏病患者会发展为尿毒症，需要通过透析（俗称洗肾）或肾移植来维持生命。我国每年究竟有多大比例的慢性肾脏病患者会发展至尿毒症，至今尚无明确调查数据，但如按发达国家的数据推测，我国每年新发透析患者将达200万人。这是一个非常恐怖的数字，因为尿毒症被称为"最贵的疾病"，每年每名透析患者的治疗费用约为人民币10万元。此外，慢性肾脏病还与其他常见的慢性疾病存在复杂的交互作用，与肾功能正常者相比，肾功能轻度下降者死亡率增加20%，心血管事件发生率增加40%，并且随着肾功能下降，心血管事件风险呈线性增加趋势。庞大的慢性肾脏病患者基数，发展到尿毒症后昂贵的治疗费用，疾病进程中易合并多种慢性疾病，使慢性肾脏病成为我国以至全世界公共卫生系统的巨大负担。

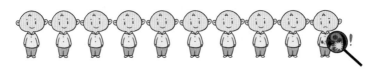

每10个人中就有1个人罹患慢性肾脏病

三 我国慢性肾脏病知晓情况如何

在我国，民众对慢性肾脏病的知晓率是很低的。根据报道，美国慢性肾脏病的知晓率约为78%，而我国仅仅为12.8%，这提示目前大多普通民众对慢性肾脏病的预防或治疗知识了解不多，无法做到早发现、早预防、早治疗，甚至部分患者到医院就诊时已发展为尿毒症。同时，由于普通民众对慢性肾脏疾病的知识不足，纵使已经发现罹患了慢性肾脏病，不少慢性肾脏病患者却并未找专业肾科医生进行正规的治疗，他们选择不治疗或乱用偏方治疗，这又进一步加速这些患者发展到尿毒症，进一步增加了尿毒症的发病率。

四 生活环境及习惯与慢性肾脏病的流行是否有关

慢性肾脏病的致病因素多种多样，与不良生活习惯有关的代谢性疾病逐渐成为慢性肾脏病的主要病因。根据我国2012年调查发现，经济增长较快的农村地区成为慢性肾脏病的新增长点，我国人均收入较高的农村地区蛋白尿患病率（14.8%）显著高于全国平均水平（9.4%），这可能是因为这些农村地区收入水平的提高，带来了糖尿病等代谢性疾病患病率的增加，但由于医学知识普及不足等原因，糖尿病、高血压和高尿酸的防治情况并未因为收入的增长而得到改善，最终导致这些疾病继发的慢性肾脏病患病率增加。

五 我国慢性肾脏病的主要病因是什么

在我国导致尿毒症的首位病因是慢性肾炎，接着是糖尿病肾病和高血压肾病。但糖尿病肾病和高血压肾病的比重在增加，在中国老年患者接受维持血液透析治疗的原因中，糖尿病肾病已居于其原发病的第1位。在我国经济发展更迅速，老龄化更严重，人口密度更大的地区糖尿病肾病发病率已显著超过慢性肾炎。或许这些因素正是糖尿病肾病发病率增长的主要原因。

六 我国当前尿毒症的流行和治疗情况如何

尿毒症是慢性肾脏病的终末期表现，我国和全世界都在关注尿毒症的流行病学情况，现在大多数国家都已建立了透析网络登记系统，将尿毒症患者进行网络登记直报。我国尿毒症的规范登记工作始于1999年，主要登记血液透析和腹膜透析患者，1999年当年进入登记系统的尿毒症患者有41 755人，每百万人口新发尿毒症患病率为33.6。至2017年，我国登记透析治疗的尿毒症患者已上升到50多万人，每百万人口透析患者占比为353，8年间我国透析患者增加了10倍左右，2017年新增透析患者7万多人。

作为发展中国家，当前我国大陆地区维持性透析患者比率仍低于很多国家与地区，但无疑，有着这么大的慢性肾脏病人群，随着社会经济的高速发展以及医疗保障制度的完善，我国尿毒症患者总量、透析患者占人群的比率以及每年新发尿毒症患者的比率将在很长的一段时间内呈快速升高的态势，我国尿毒症防控任务任重而道远。

2016年统计数据显示，我国血液透析在透患者平均年龄为55.7岁，新增患者平均年龄55.4岁，在透患者平均透析龄3.9年，透析龄大于10年的仅占4.9%。死亡患者平均维持透析时间仅为3.6年。

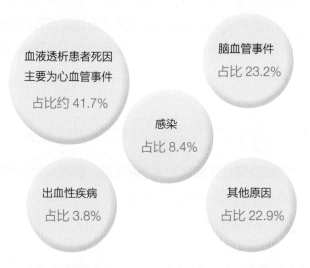

血液透析患者死因主要为心血管事件
占比约 41.7%

脑血管事件
占比 23.2%

感染
占比 8.4%

出血性疾病
占比 3.8%

其他原因
占比 22.9%

根据中国血液透析登记系统统计得出，当前我国血液透析患者各项主要质控指标（主要包括血压、血红蛋白、血钙、血磷、血白蛋白、甲状旁腺素等）达标率并不理想，与日本等透析质量较好的国家或地区仍有一定差距，这是导致大多数透析患者透龄不长的主要原因，提示我国血透质量仍有很大提升空间。随着透析设备的完善与技术的成熟、国家医疗保障体系的快速完善，长期存活的透析患者将越来越多，透龄也将越来越长。

总之，虽然近十多年来有关慢性肾脏病的流行病学调查受到国内外广泛重视，但中国在这方面的起步相对较晚，导致民众对慢性肾脏病的认识仍明显不足，故更应紧跟医学发展的前进步伐，在中国开展慢性肾脏病流行病学筛查，尽量做到早发现、早预防、早治疗，减少和延缓我国慢性肾脏病患者发展至尿毒症。

（许勇芝）

作者简介

许勇芝

　　主任医师、硕士生导师，广东医科大学附属医院肾病内科中心主任，现任广东省医师学会肾病学分会委员，湛江市肾脏病与血液净化学会副主任委员，长期从事慢性肾脏病临床防治及研究工作，在复杂疑难肾小球疾病诊治及肾脏病理等方面有较深的造诣。

💬 **主编寄语**

慢性肾脏病是严重危害人类健康的重大疾病，该病不但患病人数巨大，对每一位患者而言，它损害的也不仅仅限于肾脏一个脏器，而是一累及全身多器官甚至危及患者生命的严重疾病。慢性肾脏病有高发病率、高致残率、高医疗费用、合并心血管事件危险性高的特点。本章论述慢性肾脏病的危害性，旨在唤起人们对慢性肾脏病的认识、关注和重视，减轻慢性肾脏病对个人和社会的巨大压力和危害。

早期慢性肾脏病本身对身体的危害并不明显，但当慢性肾脏病进展至中晚期，其危害性可累及全身各个系统。

一 慢性肾脏病如何影响消化系统

慢性肾脏病患者随着肾功能的恶化，常常并发消化道溃疡和消化道黏膜炎症等改变，在终末期肾脏病患者中消化道出血比较常见。

慢性肾脏病如何影响心血管系统

1. **高血压**　慢性肾脏病患者高血压的发生率非常高，高血压由多种因素所致，主要与容量负荷过多和肾素—血管紧张素—醛固酮系统活性升高相关。而长期血压升高可使患者心肌肥厚、心脏扩大，导致心律失常和心力衰竭，并加重肾功能损害，导致恶性循环。而且慢性肾脏病患者高血压常较难控制，部分患者甚至可高达200/120mmHg，引发高血压脑病和脑出血。

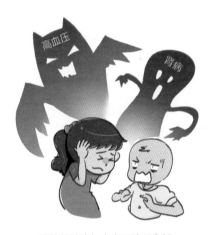

慢性肾脏病与高血压狼狈为奸

2. **心力衰竭**　心力衰竭是尿毒症患者最常见死亡原因，慢性肾脏病患者常合并不同程度的心力衰竭，容量负荷过重、高血压、贫血、心肌病、心包积液、甲状旁腺功能亢进及电解质紊乱等因素均参与心力衰竭的发生。发生急性左心衰竭时可出现呼吸困难、不能平卧等表现。

3. **心包炎**　心包炎也是慢性肾脏病晚期的常见并

发症，与透析相关出血、容量负荷过重、尿毒症毒素蓄积、原发病、感染和炎症等因素关系密切。

4．**心肌病**　慢性肾脏病晚期患者常并发心肌病，病因包括容量负荷过重、高血压、贫血、甲状旁腺功能亢进症、尿毒症毒素蓄积、营养不良以及水、电解质、酸碱平衡紊乱等，心肌病又可继发心力衰竭和心律失常。

5．**心律失常**　心律失常在慢性肾脏病患者中也非常多见，特别是中晚期患者和透析患者，与心力衰竭、电解质紊乱等因素有关。

三　慢性肾脏病如何影响血液系统

慢性肾脏病对血液系统的影响主要表现为肾性贫血和出血倾向，其中贫血是慢性肾脏病患者最常见的临床表现，其最主要原因是促红细胞生成素产生不足和铁的缺乏；红细胞破坏增加、毒素抑制骨髓增生、继发性甲状旁腺功能亢进、机体炎症状态及失血等也是非常重要的因素。晚期慢性肾衰竭患者常有出血倾向，多与血小板功能降低有关。慢性肾脏病晚期患者白细胞功能受损，患者易并发感染（泌尿系统、呼吸系统、消化系统感染等）。

四　慢性肾脏病如何影响呼吸系统

慢性肾脏病进入尿毒症期，患者可出现肺淤血，称之为"尿毒症肺"，部分患者还会出现尿毒症性胸膜炎及肺转移性钙化，易并发肺部感染。

五 慢性肾脏病如何影响神经系统

慢性肾脏病进入尿毒症期，中枢神经系统病变患者可出现扑翼样震颤，最后可发展为嗜睡和昏迷，称之为"尿毒症脑病"，周围神经系统病变可出现"不宁腿综合征"，最后出现运动障碍。

六 慢性肾脏病如何影响矿物质与骨的代谢

慢性肾脏病患者的骨骼病变称为肾性骨病或肾性骨营养不良。其发病基础是长时间的钙磷代谢紊乱和继发性甲状旁腺功能亢进症。慢性肾脏病患者骨病和钙磷代谢紊乱又被称为慢性肾脏病的矿物质和骨代谢异常，医学上命名为CKD-MBD。

七 慢性肾脏病如何影响皮肤

慢性肾脏病进入尿毒症期，患者可因贫血致面色苍白或呈黄褐色，常伴有难治性皮肤瘙痒，对于钙磷代谢紊乱及控制不良的患者，此症状尤为严重。

八 慢性肾脏病如何影响内分泌系统

内分泌功能受损表现为促红细胞生成素减少导致贫血；患者肾脏维生素D_3羟化障碍，引起1,25（OH）$_2D_3$缺乏导致肾性骨病；甲状腺激素代谢异常，常有甲状腺功能减退的症状。

九 慢性肾脏病如何影响患者的水盐代谢

1. **水钠平衡失调** 夜尿增多是慢性肾脏病早中期症状之一，随着肾功能进一步减退，尿量开始减少，到疾病晚期可以出现少尿，从而出现水钠潴留，严重时出现心力衰竭。

2. **钾平衡失调** 肾脏是调节身体钾平衡最重要的器官。慢性肾脏病进入尿毒症期，患者可因少尿、无尿引起高血钾，导致心律失常、心搏骤停；但有的患者也可出现低血钾，低血钾对患者的危害与高血钾一样严重。

3. **磷代谢失调** 慢性肾脏病中晚期可以出现高磷血症，高磷可引起心脏钙化，导致心脏传导障碍和继发性甲状旁腺功能亢进，引起骨营养不良，高磷还可诱发皮肤和皮下组织转移性钙化。

4. **钙代谢失调** 慢性肾脏病患者常并发低钙血症，其原因在于钙摄入不足、小肠吸收钙降低，患者可出现手足抽搐等表现，但长期透析患者由于应用磷结合剂以及透析液，会导致体内钙含量较高。

5. **代谢性酸中毒** 慢性肾脏病时由于肾小球滤过率下降及肾小管功能障碍，不能有效地排泄蛋白质代谢产生的酸性产物，因此从早期开始就合并不同程度的代谢性酸中毒，严重酸中毒可导致心血管系统功能障碍，产生致命性室性心律失常。

十 慢性肾脏病如何影响糖、脂肪、蛋白质及氨基酸的代谢

慢性肾脏病进入中晚期，患者可出现糖、脂肪、蛋白质

及氨基酸代谢障碍，引起营养不良、血管粥样硬化和糖耐量异常。

由此可见，慢性肾脏病是累及多器官多系统的疾病，其并发症广泛，且相当严重，并与慢性肾脏病进展互为因果，危害性极大，严重影响患者的预后。因此，必须强调对慢性肾脏病患者进行全面的一体化治疗，积极治疗原发病及并发症，延缓肾功能恶化，推迟肾替代治疗，提高患者的生活质量和延长生存时间，从整体上减轻慢性肾脏病对人类社会造成的严重危害。

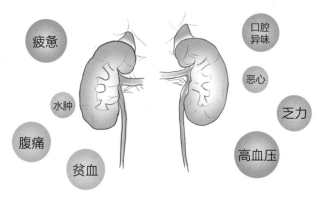

慢性肾脏病可造成这些肾外损害

（刘付捷）

 作者简介

刘付捷

主任医师，湛江市肾脏病与血液净化学会委员，长期从事肾脏内科疾病的诊断和治疗工作，在慢性肾脏病的诊治方面有较深的造诣。

第五章 为什么会罹患慢性肾脏病

💬 **主编寄语**

我为什么会得这个病？我如何才能避免得这个病？这几乎是每一位慢性肾脏病患者都会提出的问题，了解慢性肾脏病的常见病因对任何一位肾脏仍然健康或已不幸罹患慢性肾脏病的读者而言，都是有益的！

有些人得了慢性肾脏病，甚至发展到尿毒症，都不知道自己为什么会得病。慢性肾脏病的种类繁多，预后也有明显差别，有些会发展至尿毒症，有些则可能长期相对稳定。弄清楚为什么会得慢性肾脏病，从源头上防治慢性肾脏病非常重要。

很多患者在被确诊慢性肾脏病后会问医生："我怎么会得这个病？是不是跟吃的东西有关？是不是由劳累过度引起？是不是吃错了药？"

引起慢性肾脏病的原因很多，归纳起来主要有以下这5大类。

一　遗传因素导致的慢性肾脏病

约10%的慢性肾脏病是由遗传因素引起的，其中部分属于典型的遗传性疾病，部分仅与遗传因素有关。

遗传性肾病综合征是由于基因突变导致肾小球滤过屏障异常而发病，该类肾病综合征对激素等药物治疗反应差，易于进展至尿毒症，如能及早进行基因诊断，可避免过度应用激素治疗带来的二次损伤。

常染色体显性遗传性多囊肾病，是最常见的遗传性肾病，由于基因突变导致肾脏多发囊肿形成，伴肾间质进行性纤维化，最终大多发展为尿毒症。

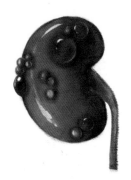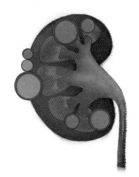

多囊肾示意图

Alport综合征，又称遗传性肾炎，由于基因突变导致基底膜的异常从而出现血尿、进行性肾衰竭，多在青壮年时期进展至尿毒症。

薄基底膜慢性肾脏病，也称家族性血尿综合征，是由于遗传基因的影响，导致肾小球基底膜成熟不完全而变薄，从而发病，但进展至尿毒症不多见。

部分慢性肾脏病虽然不属于典型的遗传性疾病，但其发生与遗传有或多或少的关系，如系统性红斑狼疮已证实是多基因相关疾病，糖尿病慢性肾脏病的发生与遗传异感性有关。肾结石的形成除与环境因素、饮食习惯等因素有关外，也与遗传有一定关系。

遗传性因素在原发性肾小球肾炎的易感性、疾病的严重性和治疗反应等方面也起到重要作用。研究证明，在有必要进行基因组检测的疾病中，慢性肾脏病是除癌症以外最常见的成人疾病，精准医学概念的引入和相关技术的推广应用，将对这类与遗传因素相关慢性肾脏病的诊治带来巨大进步。

二 免疫因素导致的慢性肾脏病

目前原发性肾小球肾炎是我国慢性肾脏病最常见病种，也是导致尿毒症的第一病因。原发性肾小球疾病的发病机制至今尚未完全明确，多数原发性肾小球疾病属于免疫介导的炎症疾病，详见相关章节阐述。

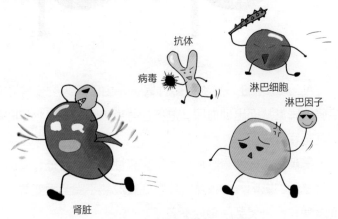

免疫因素损害肾脏

其他疾病导致的慢性肾脏病

　　某些疾病看似与慢性肾脏病无关，事实上却可以引起严重的慢性肾脏病，但很多人并不了解，也未做好预防措施，最终导致不可逆肾脏受损。

　　1. 与高血压相关　高血压病可损伤重要脏器，如心、肾，最终导致这些器官功能衰竭，慢性肾衰竭是长期高血压的严重后果之一，恶性高血压更可导致短期内出现肾衰竭。因此，高血压患者一定要注意监测肾脏是否受损，并及时防治。

　　2. 与糖尿病相关　约30%～40%的糖尿病患者会出现肾损害，糖尿病肾病是终末期肾衰竭的主要原因，也是糖尿病的主要死亡原因。因此，糖尿病患者应定期筛查是否有糖尿病肾病发生，尽可能早期发现和积极治疗。尿白蛋白/肌酐比率可用于早期筛查进入微量白蛋白尿期（即已发生肾脏结构损伤）的糖尿病患者，从而协助诊断早期糖尿病肾病，必要时可行肾活检病理诊断。

　　3. 与系统性红斑狼疮相关　几乎100%系统性红斑狼疮患者的肾活检病理诊断存在肾脏受累，其中约50%的患者有肾损害的临床表现，尿蛋白和/或尿红细胞提示临床肾损害，称狼疮性肾炎，肾活检病理诊断对狼疮性肾炎的诊断、治疗及预后的评估有较大的价值。

　　4. 与血管炎相关　血管炎是以血管壁的炎症和纤维素样坏死为病理特征的一组疾病，在我国以老年人多见，肾脏受累时，活动期有血尿、红细胞管型，多伴蛋白尿，肾功能受损常见，约半数表现为急进性肾炎，属于非常严重的慢性肾脏病。该类疾病如合理治疗，5年生存率可达80%，但超过15%的患者在诱导治疗成功后2年内复发。

5. 与恶性肿瘤相关　多种恶性肿瘤可引起肾病综合征，甚至以肾病综合征作为肿瘤首发表现，恶性实体肿瘤如乳腺癌、肺癌、胃癌、结肠癌等均可引起慢性肾脏病，血液系统肿瘤如多发性骨髓瘤可引起慢性肾衰竭，白血病也可发生肿瘤细胞肾脏浸润。因此，对各种慢性肾脏病，特别是老年人的慢性肾脏病，应全面检查以排除恶性肿瘤引起的可能。

6. 与高尿酸相关　近年来，高尿酸血症的发生率不断增加，高尿酸引起的慢性肾间质纤维化（称尿酸性肾病）及尿酸性肾结石很常见。慢性高尿酸血症除了直接引起肾损害外，还会引起或加重高血压、糖尿病等病症，这些又是导致慢性肾脏病的重要原因，因此，长期高尿酸血症危害很大。

7. 与急性肾损伤或急性肾脏病相关　部分急性肾损伤不能完全恢复而转化为慢性肾脏病，部分急性肾小球肾炎也可能转化为慢性肾炎。

8. 与其他疾病相关　如过敏性紫癜、慢性乙型肝炎、甲状腺功能亢进或减退、尿路梗阻及淀粉样变等也可引起肾损害。

四 滥服药物导致的慢性肾脏病

有些人喜欢滥服药物，等到身体受到损伤后才后悔莫及。其中，感冒退热药引起肾损伤是非常常见的，抗生素中的氨基糖苷类如庆大霉素、万古霉素均是肾毒药物，造影剂、甘露醇等也常常可以引起肾损害，但遗憾的是，肾损伤发生后并不一定被觉察。药物引起的肾脏损伤以急性肾损伤为主，但这些急性肾损伤不少会转变为慢性肾脏病，而长期应用消炎止痛药也可直接引起慢性肾脏病。

读者可能会认为中药比较安全，不会损害到肾脏。但这种想法是大错特错的，相当多的中药可引起肾脏损害，引起肾脏损害的中药至少包括以下几大类。

1. **含有马兜铃酸的中草药**　单味有关木通、马兜铃、青木香、朱砂仁、广防己及寻骨风等；复方有八正丸、冠心苏颗粒、排石冲剂、龙胆泻肝丸、妇科分清丸、小儿金丹丸及跌打丸等。

2. **动物类中药**　水蛭、海马、蛇胆、斑蝥及蜈蚣等。

3. **矿物类中药**　朱砂、雄黄、铅丹、石膏及砒霜等。

4. **其他肾毒性的中草药**　如雷公藤、巴豆、半夏、柴胡、槟榔、泽泻、麻黄、芦荟、威灵仙、丁香、野百合、附子、益母草、使君子、虎杖及白头翁等。

中草药引起的肾损害临床表现各异。大剂量应用可表现为急性肾衰竭，轻症者如及时停药可恢复，重症者可进行性发展至慢性尿毒症。长期不合理应用中草药可不知不觉导致慢性肾脏病，甚至尿毒症，这更常见。

五　不良生活及饮食习惯导致的慢性肾脏病

一些日常不良的生活习惯也可能导致慢性肾脏病的发

生，如卫生习惯不良、憋尿、长期不喝水。暴饮暴食会引起肥胖，肥胖可导致肥胖相关性慢性肾脏病，饮食过咸会导致高血压，大鱼大肉会加重肾脏负担等。这些不良生活习惯如果不及时纠正，将会造成肾损害。

综上所述，慢性肾脏病的病因既繁多又复杂，如果不预防，一不小心可能就会罹患慢性肾脏病。

（许勇芝）

 作者简介

许勇芝

主任医师、硕士生导师，广东医科大学附属医院肾病内科中心主任，现任广东省医师学会肾病学分会委员，湛江市肾脏病与血液净化学会副主任委员，长期从事慢性肾脏病临床防治及研究工作，在复杂疑难肾小球疾病诊治及肾脏病理等方面有较深的造诣。

第六章

急性肾脏病与慢性肾脏病的关系

💬 **主编寄语**

虽然并非所有的急性肾脏病都会变成慢性，也不是每个慢性肾脏病患者都经历过急性过程。但急性肾损伤会转化为慢性肾脏病，慢性肾脏病易于诱发急性肾损伤，两者相互纠结，共同促进尿毒症的发生发展，这个问题必须引起大众的重视。

本书的主题都是围绕慢性肾脏病来讨论，但慢性肾脏病究竟是怎么来的？是不是由急性肾脏病发展而来？急性肾脏病会不会发展为慢性肾脏病？以上是慢性肾脏病患者及其家属非常关心的问题。

下面我们就来详细谈谈到底急性肾脏病与慢性肾脏病有什么关系。

一 急性肾脏病与慢性肾脏病的医学定义

在前面，我们曾经给大家介绍了什么是慢性肾脏病。简而言之，慢性肾脏病就是肾脏损伤或者肾功能减退持续超过3个月。为什么是3个月呢？因为一般而言，肾脏损伤或肾功能减退超过3个月便不能彻底恢复了。

那么什么是急性肾脏病呢？迄今为止，还没有明确的急性肾脏病的定义，但急性肾损伤的定义却是明确的，是指突发肾功能下降，并符合下列情形之一：①在48小时内血肌酐上升≥26.5μmol/L；②已知或假定肾功能损害发生在7天之内，血肌酐上升至高于基础值的1.5倍；③每小时尿量少于0.5ml/kg体重，并持续6小时或以上。

急性肾脏损伤是急性肾脏病的早期阶段，病程一般在7天之内，而病程超过7天但又未达3个月的肾脏病目前称为急性肾脏病。我们可以理解为肾脏损伤时间达不到慢性肾脏病所指的时间，不能或暂时不能诊断为慢性肾脏病的肾脏疾病可统称为急性肾脏病。临床上常见的急性肾脏病主要包括急性肾小球肾炎、急性肾盂肾炎、急性肾小管坏死、急性间质性肾炎等，其中急性肾小管坏死和急性间质性肾炎被默认为典型的急性肾损伤。

二 急性肾损伤与慢性肾脏病相互关系如何

一方面，急性肾损伤可转化为慢性肾脏病。无论急性肾损伤的原因为何，均有可能转化为慢性肾脏病。部分急性肾脏病经过适当的治疗和/或通过身体自我恢复，肾脏的结构和功能可完全恢复到罹患急性肾脏病之前的状态，此为该急性肾损伤康复。但如果经过3个月，受损的肾脏结构不能完全恢复到患病之前的状态，或者急性肾脏病患者的肾功能丢失，不能恢复到患病之前水平，此时患者的急性肾脏病便转化为慢性肾脏病。

另一方面，慢性肾脏病容易导致急性肾损伤。慢性肾脏病患者是急性肾损伤的高危人群，因为已经有病的肾脏抵抗能力比正常的肾脏弱，在紧急情况下更容易受伤，在某些较轻微的损伤因子作用下，容易并发急性肾损伤，这种情况临

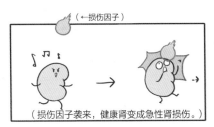

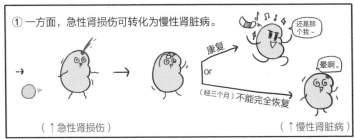

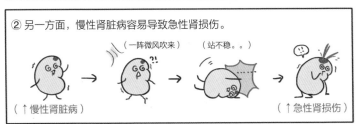

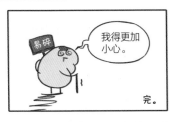

急性肾损伤与慢性肾脏病相互关系示意图

床上称为"慢性肾脏病叠加急性肾损伤"。这就可以解释为什么有的慢性肾脏病患者在腹泻、感冒或服用药物后在短时间内，会出现肾功能急剧下降、血清肌酐快速上升的现象，经过适当的处理后，有的患者肾功能可以恢复到原来的水平或接近原来的水平。但必须注意的是，不是每一次的急性肾损伤都能完全恢复的，不能恢复的那部分急性肾损伤便会慢性化，进而增加慢性肾脏病的严重程度。

所以，我们在重视慢性肾脏病的同时，也要重视急性肾损伤，因为急性肾损伤诊断越早，导致慢性肾脏病的概率就越低。如果急性肾损伤未能及时发现及有效处理，转化为慢性肾脏病的概率就会非常大，临床上甚至发现部分急性肾损伤直接进入终生透析治疗阶段。

三 急性肾炎会转化为慢性肾炎吗

很多患者常会问："急性肾炎会转变成慢性肾炎吗？现在的慢性肾炎是不是小孩时期的急性肾炎转化而来的？"其实，急性肾炎不一定会转变成慢性肾炎。

急性肾炎是急性肾小球肾炎的简称，大多数是由感染性疾病所继发的肾小球免疫性损伤，以链球菌感染后肾小球肾炎最为常见。此病症好发于儿童，以一过性全身浮肿、血尿、少尿和高血压为特征表现。由于扁桃体和皮肤链球菌感染是急性肾炎的主要前驱病因，因此，预防链球菌感染为最有效预防措施。

慢性肾小球肾炎简称为慢性肾炎，是我国当前最常见的慢性肾脏病病种，它是一组多病因、以免疫炎症机制及非免疫机制引起的肾小球疾病，多数患者与链球菌感染并无明确关系。

应该引起人们重视的是，慢性肾炎的病因是很复杂的，很多患者起病隐匿，可以没有急性过程。当患者查出慢性肾炎时常常会很疑惑，不知自己是何时患病的，自己也没得过急性肾炎。事实上，急性肾炎与慢性肾炎并不是一对一的关系，只有约15%~20%的慢性肾炎患者可能是从急性肾小球肾炎转化而来。虽然急性肾炎大多不会转为慢性肾炎，但仍需通过规范化治疗以减少其转化为慢性肾炎的机会，而且急性肾炎也会导致各种危害身体的并发症。

四　急性肾盂肾炎会转化为慢性肾盂肾炎吗

随着医学科学的进步，慢性肾盂肾炎的发病率正在逐年下降，当前慢性肾盂肾炎已是较为少见的慢性肾脏病病种。而急性肾盂肾炎则是一种比较常见的感染性疾病，急性肾盂肾炎可发生于各个年龄段，以育龄期妇女和老年妇女多见，发病时常出现尿频、尿急、尿痛等膀胱刺激症状，部分患者伴有寒战、高热，体温多在38~39℃，也可达40℃。患者还常伴有不同程度的腰痛（多为钝痛或酸痛），个别患者可有中上腹或全腹疼痛。经过合适的抗菌药物的治疗，绝大部分急性肾盂肾炎可以痊愈。

但部分伴有"复杂情况"的急性肾盂肾炎患者可转化为慢性肾盂肾炎，这些"复杂情况"包括泌尿系结石，泌尿系畸形、前列腺肥大、糖尿病或其他导致全身抵抗力下降的疾病。当急性肾盂肾炎转化为慢性肾盂肾炎时，尿频、尿急、尿痛等症状反而不明显，甚至只表现为无症状性脓尿，伴乏力、低热、厌食及腰酸、腰痛等症状。

一般没有尿路"复杂情况"的急性肾盂肾炎极少会进展为慢性肾盂肾炎，甚至有不少反复再发的非复杂性尿路感染患者，多年以后，仍无明确的证据证实其已发展为慢性肾盂肾炎。

与大多数慢性肾脏病一样，慢性肾盂肾炎被认为是较难根治而呈逐渐进展的疾病，病情持续可发展为慢性肾衰竭、甚至尿毒症。因此，在治疗急性肾盂肾炎时，尽可能去除尿路的"复杂因素"显得极为重要。

（罗远标）

 作者简介

罗远标

主任医师，湛江中心人民医院肾内科副主任，湛江市高层次人才，湛江市医学会肾脏病及血液净化分会常务委员。长期从事临床工作，在肾小球疾病诊治、腹膜透析等方面有专长。

第七章 | **为什么慢性肾脏病要早防、早治**

💬 **主编寄语**

慢性肾脏病是一种持续进展的慢性疾病，一旦罹患在身，则常常会相伴一生，故要早防；一旦发展至尿毒症，只能终生"洗肾"或寻求"换肾"，故要早治！

慢性肾脏病常因起病隐匿而成为威胁人类健康的隐形杀手，会对人类生存质量及社会发展构成巨大威胁。但非常遗憾的是，仍有一些人在进行健康体检时，没有做尿常规检查；甚至有服用降压药、降糖药几年、十几年，甚至几十年的患者，却从未查过尿常规。这些现象说明，人们对慢性肾脏病的认识和重视仍不足，远不及对肿瘤、心血管病和糖尿病的重视程度。

近30年来，我国慢性肾脏病的发病率快速攀升，尤其在中老年人群更甚，但我国国民对慢性肾脏病的知晓率却仅为12.8%。并且在很多其他的国家和地区，也有很多慢性肾脏病患者没有得到早期诊断和及时治疗，即使在发达国家，也有20%～30%的慢性肾脏病患者，在病情发展至不可逆转的严重阶段才被医生发现。这是由于大多数人习惯在感觉不舒服时才去医院检查，而此时慢性肾脏病很可能已发展到晚期，也就是尿毒症期。因此，想要远离尿毒症，慢性肾脏病的早防、早治必须引起全社会的高度重视。

一 慢性肾脏病的早期表现有哪些

肾脏不像心脏一样会跳动，也不像肺一样会收缩，它任劳任怨，默默地扮演着体内"清道夫"的角色，过滤并清除体内的代谢产物。正因如此，当它受到伤害时，也常常不像心脏、肺脏等受到伤害时会较早且较明显地表现出来，它常常是无声无息的，等到出现症状时，肾功能可能已丧失大半。到了疾病的中晚期，由于大量毒素在体内潴留，可出现广泛的全身中毒症状，累及全身多个器官系统，出现一系列如高钾血症、酸中毒、心力衰竭、矿物质骨病、高磷血症、糖代谢紊乱、肾性高血压、高尿酸血症及严重贫血等相关并发症的症状，但当出现这些临床表现时，病情多已到了比较严重的地步。

因此，我们要了解慢性肾脏病的早期临床表现。也就是说，我们应关注及重视身体给我们发出的早期预警信号，及时发现隐匿的慢性肾脏病。临床经验表明，慢性肾脏病早期可以出现以下信号，如：①乏力、容易疲劳、精神不振等；②尿中泡沫增多且不易消散；③尿液颜色变深；④血尿；⑤夜尿次数及尿量增多；⑥反复眼睑或下肢水肿；⑦血压增高；⑧腰酸、腰痛（一般为钝痛、胀痛，与活动、体位改变无关联）。

但上述所谓的早期表现其实也只是一个笼统的概括，对于患者而言，只要有症状出现就是身体在向我们发出警示。

但遗憾的是，大多数慢性肾脏病患者早期往往没有症状或症状轻微。如果缺乏警惕性，往往在已经患病的情况下仍然误以为"没有不舒服就是没问题"，没有定期检查肾脏，从而错失了早期发现慢性肾脏病的机会。

 ## 慢性肾脏病早防、早治有何好处

只有做到早期预防，才能减少患者因糖尿病、高血压、肾结石、高尿酸血症等发展成慢性肾脏病，才能大幅度降低慢性肾脏病的患病率；而对于已经罹患慢性肾脏病的患者，只有及早诊断和治疗才可能有效遏制或延缓肾功能的恶化，延缓或减少尿毒症的发生，提高患者的生活质量，减轻家庭和社会的负担。

慢性肾脏病一旦发生，患者的肾功能可呈不同程度的进行性减退，不同病因和不同病理类型的慢性肾脏病患者肾功能进行性减退的速度各不相同，一般而言，对于一些没有经过有效治疗的慢性肾脏病，肾功能大约以每年8%的速度递减，也就是说，如果不能得到有效治疗，大部分慢性肾脏病患者将在发病10年后进入尿毒症阶段。可喜的是，通过早期发现和早期治疗，可以使慢性肾脏病的发展速度减缓。对于通过积极治疗有效的病例，其肾功能丢失的速度将降低到每年约1%，相当于正常人40岁以后肾脏衰老所致肾功能减退速度。越在早期阶段进行正确有效的干预治疗，效果越好。因此，尽量地早发现、早诊断和早治疗慢性肾脏病，可最大限度地保护患者的肾功能。

众所周知，慢性肾脏病是一种持续进展的疾病，一旦延

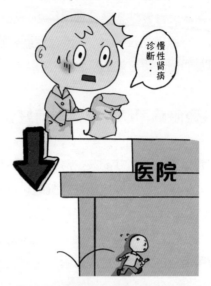

罹患了慢性肾脏病应及早到医院正规治疗

误诊治，患者最后就只能依靠昂贵而麻烦的透析或移植来延续生命。目前，我国尿毒症的患病率为0.3‰～0.5‰，以每一名透析患者每年花费10万～15万元治疗费用计算，无论是国家还是患者为此支付的费用都是非常巨额的。因此，慢性肾脏病又有"富贵病"之称。慢性肾脏病的早防、早治不但可以减轻患者的痛苦，也可减轻家庭和社会的负担。

三 慢性肾脏病怎样早防、早治

1. 做到早期发现 提高对疾病的警惕性是前提。定期筛查是每一位民众必须首先做到的关键步骤，即使没有症状出现，也应每年定期检查尿常规、肾脏B超和肾功能，这是早期发现慢性肾脏病并进行早期干预的基础。医务人员要加强科普宣传，提高全民防治慢性肾脏病的意识，让患者从早期临床表现如尿量尿色异常、浮肿、头晕、乏力中及时发现慢性肾脏病并及时就医。要加强监测，高血压患者、糖尿病患者、高尿酸血症与痛风患者、反复尿路感染患者必须至少每半年监测1次尿常规、尿微量白蛋白和肾功能等，并保存相应的病史记录。

2. 做到早期预防　培养良好的生活习惯是前提。在饮食方面，不要高蛋白饮食，主张低盐、低脂饮食，对于高尿酸血症患者需低嘌呤饮食。日常要注意休息、避免劳累及感冒，尽量避免使用肾毒性药物或其他来历不明的药物。要针对易于并发慢性肾脏病的原发疾病进行积极治疗，特别是糖尿病和高血压需进行维持性降糖、降压治疗，将血糖、血压、血脂及血尿酸等指标控制在目标范围，对于肥胖人群，需控制饮食和体重。

3. 做到早期治疗　规范化治疗是前提。一旦诊断清楚，即应开始正规治疗，既要对原发病进行相应治疗，如必要时应用激素及免疫抑制剂，同时积极进行护肾治疗，调节机体免疫从而减少慢性肾脏病患者的蛋白尿、延缓肾脏病进展。治疗的目标应该定位在延缓慢性肾脏病进展和控制并发症上，避免疾病发展至尿毒症和造成肾外器官的二次损害。需要强调的是，对于慢性肾脏病患者的治疗，应有长远计划，对于一些药物，譬如激素，要么不用，要用就要讲规范、讲疗程，不能随心所欲，匆忙用、胡乱停。切不可见到尿常规转为正常，就以为慢性肾脏病已然治愈，进而停药，这样会导致病情复发，增加治疗难度。

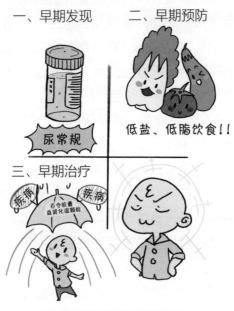

慢性肾脏病要早发现、早预防

（谭亚贵）

 作者简介

谭亚贵

　　副主任医师、副教授，吴川市人民医院首届十大名医，肾病风湿内科主任，学科带头人，广东省医院协会血液净化中心管理专业委员会委员，广东省基层医药学会中西医结合肾病专业委员会常委，湛江市医学会肾脏病及血液净化分会常委。

第八章

慢性肾脏病的遗传和传染问题

💬 **主编寄语**

除了少数慢性肾脏病可遗传以及部分具有遗传易感性外，大多数慢性肾脏病是不会遗传的；同样，除了某些因病毒或细菌引起的慢性肾脏病带有可传染给他人的病原微生物，绝大多数慢性肾脏病不会传染他人。

一 慢性肾脏病会传染和遗传吗

临床中我们有时会发现一些慢性肾脏病患者有血缘关系，如父母子女、兄弟姐妹或者堂（表）兄弟姐妹同患一种慢性肾脏病，因此我们认为慢性肾脏病是有一定遗传性的。但对于有些人认为慢性肾脏病是会传染的，在病房照顾罹患慢性肾脏病患者时，会戴着口罩、手套。实际上大多数肾脏病是没有传染性的。

二 为什么大多数慢性肾脏病不会传染和遗传

慢性肾脏病因病因可分为原发性肾脏疾病和继发性肾脏疾病。原发性肾脏病包括慢性肾小球肾炎、肾小管间质性肾炎、肾盂肾炎等。继发性肾脏疾病常见于糖尿病肾病、狼疮性肾炎、痛风性肾病、高血压肾病、梗阻性肾病和骨髓瘤肾病等。慢性肾脏病是由不同的病因和发病机制造成的肾脏结构和功能异常，而这些病因和发病机制一般不会遗传。虽然病因不同，但慢性肾脏病整个发病过程不存在传染源、传播途径和易感人群等传染病的基本要素，因此它不会传染给他人。

哪些慢性肾脏病会遗传或易感

虽然大多数慢性肾脏病不会遗传，但也确实存在有遗传性的慢性肾脏病。这些患者在出生前就已经存在相应的基因异常，大多数患者带有明确的患病基因，如果做基因检测，多数是可以查明的，这些异常基因少部分是个体突变而来的，大部分是从其父母亲遗传而来的。目前已知的遗传性肾脏病主要有：常染色体显性遗传多囊肾病、Alport综合征（又称眼-耳-肾综合征）、薄基底膜肾病、Fabry病肾病及遗传性肾病综合征等。如果这些患者或带有相关致病基因的携带者生育子女，他们的基因会按一定遗传规律下传，属于典型的遗传性疾病。

另外，部分慢性肾脏病虽然不属于典型的遗传性疾病，但它们存在遗传倾向性（易感性）。比较常见的这类慢性肾脏疾病包括，狼疮性肾炎、高血压性肾病和糖尿病肾病等。例如狼疮性肾炎患者的免疫细胞存在异常的基因表达，而表观遗传失调是导致异常基因表达的重要原因；同样，高血压肾病和糖尿病肾病患者也被证实广泛存在易感基因，不同基

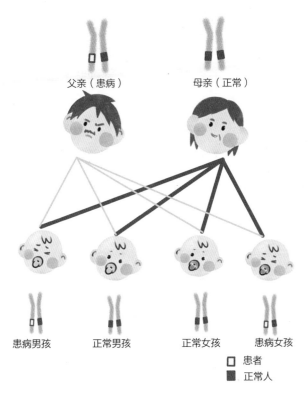

父亲（患病）　　　母亲（正常）

患病男孩　　　正常男孩　　　正常女孩　　　患病女孩

□ 患者
■ 正常人

多囊肾病怎样遗传给后代

因中单核苷酸多态性是导致糖尿病肾病的遗传易感性的主要原因。这些带有易感基因的个体，在个人的生活习惯和所处的环境等后天因素的作用下，易感基因起作用而导致发生慢性肾脏病。

四　哪些慢性肾脏病会传染

　　前面说到，慢性肾脏病不是传染病，但是，有些传染病却可以导致慢性肾脏病，如慢性乙型肝炎可引起乙肝病毒相关性肾炎，而丙型肝炎、结核病、梅毒及艾滋病等传染性疾病均有导致慢性肾脏病的可能。这些引起慢性肾脏病的原发病具有传染性，患者会将体内的病毒或细菌传染给其他人而使人致病，但被传染到的人不一定会表现为同样的慢性肾脏病，而可能表现为该传染病的其他形式，例如被乙肝病毒相关性肾炎的患者传染了乙肝病毒后，他可能会表现为乙型肝炎或乙肝病毒携带，而不一定表现为乙肝病毒相关性肾炎，这一点应引起注意。

另外，在前面的章节中，我们知道免疫因素在慢性肾脏病的发生和进展中起了主要作用，这意味着病友和正常人群相比，免疫力更低，是易感人群，慢性肾脏病患者更容易被感染而发生上呼吸道炎及肺炎、膀胱炎、胃肠炎等，日常应注意防护。

（罗勉娜）

作者简介

罗勉娜

　　硕士、主治医师，长期从事慢性肾脏病临床防治及研究工作，在复杂疑难肾小球疾病诊治及慢性肾衰竭一体化治疗等方面有专长。

第九章 | 慢性肾小球肾炎

💬 主编寄语

　　慢性肾小球肾炎仍是当前我国导致尿毒症的第一病因，本病好发于中青年人，危害巨大，及早明确诊断、持之以恒规范治疗是防止本病发展为尿毒症的关键，病友千万不要奢求"一药而愈"而胡乱用药，遗恨终生。

　　慢性肾小球肾炎简称慢性肾炎，属于原发性肾小球疾病。虽然近年来我国慢性肾脏疾病谱正在快速发生着变化，糖尿病肾病和高血压肾病在慢性肾脏病中所占比例逐年上升，但至今慢性肾炎仍是我国慢性肾脏疾病主要病种，也是导致我国国民尿毒症的第一原因。

一　为什么会罹患慢性肾炎

　　慢性肾炎的病因尚不明确，主要以肾小球免疫损伤为发病机理，也就是说慢性肾炎的"病根"并不在肾脏本身，而是在于人体的免疫系统。在不明病因的作用下，人体的免疫系统被异常激活，会产生一系列针对肾脏的抗体、淋巴细胞、淋巴因子等免疫因素，影响肾脏功能，从而导致慢性肾炎的发生和发展。在慢性肾炎的进展过程中，高血压、高尿酸、贫血和代谢性酸中毒以及不合理用药等非免疫因素也会逐渐参与进来，与免疫因素一道，进一步打击肾脏，并形成恶性循环，导致慢性肾炎病情进行性加重，甚至最终发展为尿毒症。

 慢性肾炎有何临床表现

慢性肾炎多见于青少年时期起病，大多数患者起病隐匿，早期临床表现常比较轻微，部分患者会因无特殊不适而未被觉察，直至体检尿检时才发现蛋白尿和/或镜下血尿；部分患者可出现眼睑或双下肢轻度水肿而接受尿检被发现。需要提醒大家特别注意是，很多慢性肾炎患者病程中从未发生过水肿。中、后期慢性肾炎患者常逐渐出现不同程度高血压、贫血、夜尿和肾功能损害等症状，并呈进行性加重，其中肾功能损害在血液检查时表现为血清尿酸、尿素氮以及肌酐升高等；晚期患者常出现恶心呕吐、气促、极度疲乏等表现，此时常已并发尿毒症，丧失了控制慢性肾炎病情的机会。

三 为什么说慢性肾炎是一类疾病的统称

大家通常认为慢性肾炎只是一个临床诊断结果。而事实上，慢性肾炎并非单一疾病，而是一类疾病的统称，这类疾病的共同特点是患者肾小球滤过功能的损害均先于且重于肾小管功能的损害。由于慢性肾炎的病因未明，因此，当前的分类主要依靠病理分型进行分类。这也就是为什么肾脏病患者临床上在被诊断为慢性肾炎后，医生有时还会要求患者做肾活检，以进一步明确致病的主要原因。不同病理类型的慢性肾炎，其病因、对治疗的反应和预后常常不同。

四　慢性肾炎与IgA肾病的关系如何

让读者难以理解的是，同一临床表现的肾小球疾病常有多种病理类型，而不同病理类型的肾小球疾病又可以有相类似的临床表现。当前，IgA肾病是慢性肾炎的主要病理类型。

IgA肾病是全球范围内最常见的一种原发性肾小球疾病，也是我国导致尿毒症的最主要的原发性肾小球疾病，IgA肾病的确诊有赖于免疫病理检查。与慢性肾炎一样，IgA肾病的病因和发病机制均尚未明确，可能与遗传因素、呼吸道及消化道感染有关，也可能与一些食物有关。大多数IgA肾病早期常在体检时，尿检发现蛋白尿和镜下血尿（尿检异常），多无水肿等临床症状，此时临床上常诊断为隐匿性肾炎。虽然有小部分患者在整个病程中只有尿检异常，但更多数的患者病情持续进展。因此，儿童及青少年定期检查尿常规对于早期发现IgA肾病意义重大。IgA肾病另一较少见类型为反复肉眼血尿型，其特征是患者在呼吸道感染或腹泻3天内排肉眼血尿，持续数天后可自行消失，但血尿反复发作，此类型约占5%～10%。还有极少数病情严重的IgA肾病患者临床表现为急剧进展肾衰竭，也有极少数IgA肾病患者临床表现为肾病综合征。

正如前面所述，IgA肾病的确诊主要依靠肾活检，且肾活检除了能确诊IgA肾病外，同时对判断病情的活动程度和严重程度以及指导治疗方案的确定也常常是必不可少的，目前也未有其他检查项目可代替肾脏病理检查。因此，对于临床怀疑IgA肾病和诊断慢性肾炎的患者，在有条件的情况下均建议行肾活检明确诊断。

五 慢性肾炎如何防治

由于病因和发病机制未明，到目前为止，慢性肾炎并无特效根治措施。控制病情的发展、防止或延迟尿毒症的发生是当前慢性肾炎治疗的主要策略。

慢性肾炎的治疗主要包括以下两个层面。

第一个层面是普通护肾治疗。

所有慢性肾炎患者都必须长期坚持清淡饮食（包括低盐饮食和低蛋白饮食）和充分休息，戒烟非常重要。蛋白尿超过1.0g（有人认为0.5g）的慢性肾炎患者如可以耐受，无论血压是否增高，都建议常规应用减轻肾小球负担的降压药物，具体怎么用药必须在肾脏病专科医师的指导下进行；中后期的患者依据病情控制血压、尿酸、贫血和酸中毒等，将血压稳定控制在130/80mmHg左右，这对延缓慢性肾炎病情有明确价值，患者应自始至终坚持；出现尿毒症毒素如血清肌酐（Scr）和尿素氮（BUN）升高时，应进行肠道排毒治疗，可考虑应用尿毒清颗粒来健脾利湿、通腑泄浊，从而

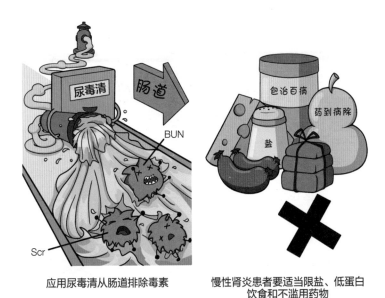

应用尿毒清从肠道排除毒素　　慢性肾炎患者要适当限盐、低蛋白
　　　　　　　　　　　　　　　饮食和不滥用药物

起到稳定肾功能作用。慎用对肾脏具有毒性作用药物（包括中草药）也是护肾措施的重要内容，但这方面易被患者及家属忽略，不少肾炎患者甚至长期乱用药物而加速病情的进展，因此，这一点必须引起所有慢性肾炎患者的重视，否则后悔莫及。

> 第二个层面是特异性免疫抑制治疗。

该层面的治疗方案、疗效至今均仍有争议，而且不是所有慢性肾炎患者都适合应用，必须由有丰富经验的肾脏病专家经综合评估利弊后慎重决定，而且医生决策时，一般需要依赖肾穿刺活检的结果。依据多年的临床经验，适当的免疫抑制治疗对于病情较早期、蛋白尿量较大、肾活检病变活动较明显和肾功能急剧下降的病例还是有效的，但由于激素等免疫抑制剂的副作用较大，应用不当会带来严重后果，这也强调一定要由有丰富经验肾脏病专家来进行决策的原因。

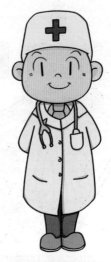

经验丰富的肾病专家

由于慢性肾炎（包括IgA肾病）的病因不明，因此也无特殊预防措施。预防呼吸道感染，治疗慢性感染灶，如切除慢性肿大的扁桃体、治疗龋齿等，可减少自身抗体产生，对部分IgA肾病，特别是对于以反复发作肉眼血尿的IgA肾病患者可能有减少血尿发作的作用。

六 慢性肾炎的预后怎样

慢性肾炎一般只累及肾脏，无肾脏以外的器官原发性病变（晚期由于高血压等继发因素引起肾外器官损害的除外），因此，其预后主要是肾脏的预后，慢性肾炎诊断后每年大约有1%～2%的患者发展至尿毒症，但肾脏的预后呈明显个体差异化现象，诊断时患者已经出现高血压、血肌酐升高以及肾活检病变严重的患者易于发展至尿毒症，早期发现、肾活检病变较轻、长期规则治疗和随访的患者较不易发展为尿毒症。不幸并发尿毒症的慢性肾炎患者也不必灰心，采取透析等进一步的治疗措施也是可以长期高质量生存的。

（刘华锋）

 作者简介

刘华锋

医学博士，教授，主任医师，博士生导师。现任广东医科大学附属医院副院长、广东医科大学肾病研究所所长，中国病理生理学会肾脏病分会常委，中国中西医结合肾病学会委员，广东省医学会肾病分会、血液净化分会常委，湛江市医学会肾脏病与血液净化分会主任委员。至今主持国家自然科学基金5项，发表科研论文200多篇，其中被SCI收录40多篇，获广东省科技进步奖5项，参加国家科技进步奖1项。对各种慢性肾病和系统性红斑狼疮的诊治有专长，建立了当前粤西地区唯一的"慢性肾脏病防控重点实验室"和"慢性肾脏病规范化管理中心"。

第十章 | 肾病综合征

肾病综合征是很常见的慢性肾脏病，由于水肿症状较严重和容易复发，患者常常对其比较恐慌，但其实绝大多数患者在经过合理的诊疗后，均能获得良好效果，根据我们长期的临床经验，胡乱治疗和忌口是导致本病预后差的主要原因，而"信心"和"耐心"则是我们战胜本病的根本战略。

肾病综合征是临床表现为大量蛋白尿、低蛋白血症、高度水肿、高脂血症的一组临床症候群。肾病综合征可由多种病因引起，根据病因不同，分为遗传性、继发性和原发性三大类。

一 为什么会得肾病综合征

肾脏像一个筛子，其关键结构是肾小球滤过膜，如果滤过膜受损，将导致尿中蛋白漏出增多，而导致肾小球滤过膜受损的原因少数是遗传性因素，大多数是由于免疫损伤。当蛋白漏出增多超过肾小管的重吸收能力时，患者尿中出现大量蛋白，如果每天尿中丢失的蛋白超过3.5g，就达到肾病综合征的诊断标准，有的患者24小时尿蛋白甚至可达10~20g。相信大家都知道"人血白蛋白"吧，这是一种非常昂贵的药品，目前一瓶正规厂家生产的50ml 20%人血白蛋白其蛋白质含量是10g，而有些肾病综合征患者每天通过尿液就可排出等量甚至更多白蛋白。

 得了肾病综合征有什么临床表现

肾病综合征最基本的临床表现是大量蛋白尿、低蛋白血症、高度水肿和高脂血症，简称"三高一低"。

1. **大量蛋白尿** 指成人尿蛋白排出量＞3.5g/d，这是肾病综合征患者最主要的临床表现之一。

在正常生理情况下，从尿中排出的蛋白质含量是极少的。但肾病综合征患者的肾小球滤过膜发生病变，致使尿中蛋白含量增多，形成大量蛋白尿。另外，在此基础上，高血压、高蛋白饮食或大量输注白蛋白等均可加重尿蛋白的排出量。

2. **低蛋白血症** 血浆白蛋白＜30g/L，是肾病综合征患者另一项主要的临床表现。

肾病综合征患者由于尿液中流失大量的蛋白质（以白蛋白为主），导致体内的白蛋白水平降低，出现低蛋白血症。除血浆白蛋白减少外，血浆的某些免疫球蛋白等也可减少，有些肾小球病理损伤严重的患者更明显。此外，部分患者饮食量减少、蛋白质摄入不足、吸收不良或丢失，也会加重低白蛋白血症。

3. **高度水肿** 这是肾病综合征重要临床表现，也是患者就诊的主要原因。

白蛋白是保持体内水分含量和控制水分分布的决定因素。肾病综合征患者由于发生低白蛋白血症，使水分从血管腔内漏入组织间隙，引起水肿。严重时可以出现全身高度水肿，身体低垂部位更易水肿，往往同时伴腹水、胸腔积液和心包腔积液等，男性患者常伴阴囊水肿。不过，临床上也可见到极少数没有高度水肿的患者。

4. **高脂血症**　表现为高胆固醇和/或高甘油三酯血症，常与低蛋白血症并存。此症状的出现与肝脏合成脂蛋白增加以及机体脂肪分解代谢障碍有关。

三 肾病综合征患者要做肾穿刺吗

肾脏穿刺病理活检对肾病综合征的治疗方案的制订及判断预后有重要作用，但什么时候做肾穿刺，要根据患者具体情况而定。

儿童的肾病综合征如仅是单纯蛋白尿，尿中没有潜血，其病理类型是微小病变可能性较大，可先不做肾穿刺，直接治疗。治疗效果不佳时再行肾穿刺。

成人的肾病综合征，通常都需要做肾穿刺。因为成人的肾病综合征病理类型多种多样，不同类型的肾病综合征治疗方案和预后差别很大。即使是同一种临床症状，也会存在不同的个体差异。而且，临床症状与病理分离的现象也经常存在，很多临床看上去非常严重的患者，病理可能就是微小病变型肾病，而许多临床表现很轻的患者，病理却非常严重。所以成人肾病综合征患者建议及时做肾穿刺活检，以免耽误治疗。

在当代的医学技术中，肾穿刺的技术已相当成熟，大多数情况下不会对身体造成影响。因此，患者应该勇敢地接受检查，听取医生的建议，别错过最佳确诊及治疗时机。

四　肾病综合征有哪些病理类型

原发性肾病综合征病理类型有多种，常见的有下面5种，虽然临床表现相类似，但不同病理类型的肾小球病变是非常不同的，治疗效果和预后也不同，这就是为什么对首次诊断的肾病综合征常常建议患者做肾活检的原因。

1. **微小病变型肾病**　这是一种比较轻的病理改变。儿童及青少年多见，60岁以上的患者发生率也比较高。绝大部分使用激素有效，但易复发，复发率可以高达50%。对于经常复发或呈激素依赖型患者，必要时需要用环磷酰胺或其他免疫抑制剂治疗。

2. **特发性膜性肾病**　40岁以上中老年人多见，起病隐匿，肾功能损害的进展慢，但非常容易出现血栓栓塞的并发症。治疗方面，部分患者保守治疗有效，单独应用激素常无效，激素+免疫抑制剂治疗能使部分患者达到临床缓解。对于治疗效果的判断，则不一定追求尿蛋白完全转阴，即达到完全缓解（尿蛋白量≤0.3g/d），部分缓解（尿蛋白≤3.5g/d或尿蛋白下降>50%，血清白蛋白>30g/L）同样能有效地改善患者预后。

3. **局灶节段性肾小球硬化症**　多发生在儿童及青少年阶段，男性多于女性。多数局灶节段性肾小球硬化症呈慢性进展，最终出现肾衰竭，少数患者病情进展较快，较早出现肾衰竭。治疗上不主张单用激素，激素+环磷酰胺或环孢素A或霉酚酸酯治疗，能使部分患者达到临床缓解。

4. 系膜增生性肾小球肾炎　该病理类型在我国发病率较高，约占原发性肾病综合征的30%，好发于青少年，男性多于女性，约一半患者有前驱感染；根据光镜病理中系膜细胞和系膜基质的增生程度可分为轻度、中度、重度，轻者疗效好，重者疗效差。

5. 系膜毛细血管性肾小球肾炎　本病理类型比较少见，主要见于少儿及青年，部分患者可起病于上呼吸道感染之后。常伴较严重的贫血和肾功能减退，大多数患者预后差。病情常进展迅速，约50%的患者在10年内发展至终末期肾衰，一旦发生，及时找专科医师诊治至关重要。

五　肾病综合征有什么并发症

肾病综合征常见四大并发症，这些并发症是影响预后的重要因素，甚至危及生命，应积极防治。

1. 感染　感染症状非常常见，特别以肺炎、原发性腹膜炎、皮肤蜂窝组织炎及带状疱疹最为常见。强烈建议患者注意增强体质，注意个人卫生以及防护，预防感染。一旦发现感染，应及时选用对致病菌敏感、强效且无肾毒性的抗生素积极治疗，有明确感染灶者应尽快去除。

2. 血栓及栓塞并发症　血管栓塞最常见的部位是肾静脉，动脉栓塞是后果最严重的，如心肌梗死、脑梗死、肺栓塞、四肢动脉栓塞，常可危及患者生命。因此，抗凝治疗非常重要，抗凝同时可辅以抗血小板药，

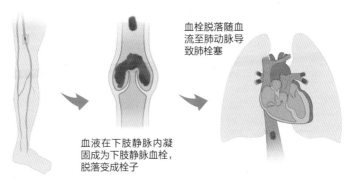

血栓脱落随血流至肺动脉导致肺栓塞

血液在下肢静脉内凝固成为下肢静脉血栓，脱落变成栓子

深静脉血栓形成和肺栓塞是肾病综合征常见并发症

如双嘧达莫或阿司匹林口服。对已发生血栓、栓塞者应尽早溶栓，同时配合抗凝治疗。

3. **急性肾衰竭**　最常见于病理类型为微小病变的肾病综合征患者，常常由于腹泻或不恰当的利尿、限水限盐而诱发，也有不合理用药而诱发。肾病综合征患者需要知道，症状虽然表现高度水肿，但血管中的水不一定足够，这时强行利尿（包括中药利尿）可能会诱发或者加重急性肾衰竭。因此，如果患者感觉口渴，不要因为害怕水肿而不敢喝水，只要不过度饮水就可。肾病综合征并发急性肾衰竭必须高度重视，尽快处理，严重时进行血液透析治疗，如处理不当可危及生命，若及时正确处理，大多数患者肾功能可以恢复。

4. **蛋白质及脂肪代谢紊乱**　此症状常见，在肾病综合征缓解前，常难以完全纠正，应调整饮食中蛋白和脂肪的量和结构，力争将代谢紊乱的影响减少到最低限度。必要时可以应用药物降脂，如采用中药黄芪、非诺贝特、他汀类药物等。大多数肾病综合征患者在病情缓解后，高脂血症可自然缓解，此时可停用降脂药物。

六 肾病综合征治疗及家庭护理应注意什么

虽然目前肾病综合征初次起病一般不可预防（复发部分可预防），但大多数肾病综合征是可以治疗并控制在长期缓解状态的，虽然有的还会复发，但复发后经过重新治疗大多又可缓解，因此，病友们不必过于恐慌，一旦发病，接受正规的诊疗至关重要，切记不要找不专业的医生胡乱治疗。

凡有严重水肿、低蛋白血症者需卧床休息。水肿消失、一般情况好转后，可起床活动。另外必须注意的是，肾病综合征在没获得缓解之前，水肿是"正常的"，千万不要过于恐惧，更不要乱利尿。

饮食方面，首先要保证充分的热量，给予正常量的优质蛋白饮食，不主张高蛋白饮食或输注过多的白蛋白。水肿时应低盐饮食，但除非专业医生要求，千万不要忌盐或用所谓的"代盐"。为减轻高脂血症，应少吃动物油脂和内脏等，适量吃植物油、鱼油、豆类等。

个人卫生方面要非常重视，由于感染最常发生的部位是呼吸道、泌尿道、消化道、生殖道，因此要非常重视这些部位的清洁卫生，同时要注意尽量保持皮肤的清洁。严格禁止食用不洁饮食，以免导致腹泻，因为肾病综合征患者的腹泻可能会诱发急性肾衰或腹膜炎，导致病情复杂化。

 七 怎样预防肾病综合征复发

不得不承认，容易复发是多数肾病综合征的特点，而且治疗越容易起效的肾病综合征，复发的可能性也越大，多数复发的肾病综合征经过治疗后又可重新获得缓解，而且肾功能可以经过多次复发仍然正常。因此，肾病综合征患者对该病的反复发作既要有"信心"，也要有"耐心"。那么，肾病综合征患者如何减少复发呢？

1. **避免感冒**　感冒是肾病综合征复发和加重的主要原因，注意预防感冒最重要，一旦感冒，要及时有效治疗。

2. **注意个人卫生**　在日常生活中，注意个人卫生，尽量少去公共场所，避免感染，防止病情加重。

3. **注意休息**　熬夜、劳累是病情复发的常见诱因，因此要按时作息，避免劳累。

4. **饮食宜清淡**　进食烧烤、煎炸类食物容易出现咽喉肿痛，继而导致病情复发，因此饮食要清淡。

5. **心态要平和**　由于肾病综合征治疗时间长，使用激素后，短期内患者外貌变化较大，且易复发，因此很多患者有悲观、焦虑的情绪，甚至自行停药，导致病情复发，这是非常不可取的。只有保持平和的心态才有利于保持病情平稳。

八　肾病综合征的预后怎样

肾病综合征总体的预后是比较好的，但个体间差异很大。决定预后的主要因素包括以下几点。

1. **病理类型**　一般说来，微小病变型肾病和轻度系膜增生性肾小球肾炎的预后好。微小病变型肾病治疗缓解率高，但易复发。早期膜性肾病有较高的治疗缓解率，晚期虽难以达到治疗缓解，但病情多进展缓慢，发生肾衰竭较晚。系膜毛细血管性肾小球肾炎及重度系膜增生性肾小球肾炎疗效不佳，预后差，较快进入慢性肾衰竭。局灶节段性肾小球硬化预后不一，影响预后的最主要因素是尿蛋白程度和对治疗的反应。

2. **临床因素** 高血压、高血脂、高尿酸、大量蛋白尿均可促进肾小球硬化，如长期得不到控制，则成为预后不良的重要因素。反复感染、血栓栓塞等并发症的出现也会影响预后。另外，肾穿刺时的血肌酐水平也是判断预后的重要因素之一。

3. **治疗依从性** 肾病综合征属于慢性病，达到临床治愈至少需要1年以上，规则治疗，大部分预后较好。部分依从性差的患者的病情可能长期得不到控制或病情反复发作。部分患者对治疗信心不足，偏信"民间偏方"，导致病情延误，甚至出现中草药相关性肾病，致使较早出现肾功能损害，严重影响预后。因此，患者的治疗依从性是影响预后的一个重要因素。

（姚翠微）

作者简介

姚翠微

主任医师、硕士生导师，广东医科大学附属医院肾脏内科中心副主任，广东省医学教育学会常委，湛江市肾脏病与血液净化学会常委，长期从事慢性肾脏病临床防治及研究工作，是粤西地区腹膜透析治疗的领军人物。

💬 主编寄语

　　隐匿性肾炎的特点是只有尿检查异常，而没有水肿等临床表现，常于体检时无意发现。隐匿性肾炎大多是IgA肾病早期表现，大部分预后良好，但有少部分患者可进展为慢性肾炎以至尿毒症。通过常规尿液检查即可早期诊断，一旦发现，规律的病情监控和适当的肾脏保护为基本治疗措施，却不可为了"根治"而胡乱治疗。

　　隐匿性肾炎在儿童及青少年阶段发病率较高。临床上以轻度蛋白尿和/或血尿为主要临床表现，无水肿、高血压及肾功能损害，故又被称为无症状性蛋白尿和/或血尿。它是一组病因、发病机制及病理类型不尽相同，临床表现类似，但预后相对良好的慢性肾小球疾病。

一　为什么会得隐匿性肾炎

　　隐匿性肾炎起病隐匿，病因不明确，目前多认为与感染及免疫反应有关。本病发病机制尚不清楚，目前普遍认为，在感冒、劳累、熬夜、饮酒等各种诱因下，机体的免疫系统被异常激活，产生针对肾脏的抗体、淋巴细胞或者淋巴因子等，打击肾脏而导致隐匿性肾炎的发生和发展。相当一部分隐匿性肾炎的病因与发病机制与慢性肾炎相同，属于IgA肾病（参见第九章）。

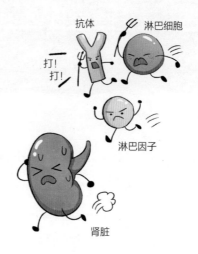

抗体　淋巴细胞
打！打！
淋巴因子
肾脏

隐藏性肾炎的发病机理

二 隐匿性肾炎的临床症状

隐匿性肾炎大部分患者起病隐匿，无明显症状及体征，仅部分患者有腰酸、乏力，发作性肉眼血尿等非典型表现。大多数患者只有尿检异常，这种尿的异常，在早期往往难以被发觉，患者往往是在出现发作性肉眼血尿后或者是体检发现尿异常才就诊，但是由于患者自觉没有任何不舒服而不重视。临床可见如下3种情况。

1. **无症状性血尿** 患者多为青年人，无临床症状和体征，有时在体检时发现有镜下肾小球源性血尿，呈持续性或反复发作。部分患者于剧烈运动、高热、感染、饮酒等情况下，出现一过性肉眼血尿，并于短时间内迅速消失。血尿发作时可出现腰部酸痛。可以反复发作。此类型多见于早期IgA肾病。

2. **无症状性蛋白尿** 多发生于青年男性，呈持续性蛋白尿，尿蛋白定量通常为1.0g/d以下，以白蛋白为主。尿沉渣正常，无水肿、高血压等临床表现，肾功能正常，血液生化检查多无异常。无症状性蛋白尿可持续多年，预后良好。组织学上可无任何明确病变；亦可能是不同类型的肾小球疾病，如膜性肾病、微小病变性肾病以及某些IgA肾病的早期表现。

3. **无症状性血尿和蛋白尿**　此型患者蛋白尿可持续存在，血尿呈发作性。在血尿发作期间，蛋白尿亦加重，血尿消失后，蛋白尿随之减轻，大多数病情比单纯性血尿或无症状性蛋白尿严重，可能会进展至慢性肾炎。由于其不伴高血压、水肿、肾功能减退，患者往往不能及时就诊，易造成早期漏诊。此类型多见于早期IgA肾病和局灶节段性肾小球硬化症的轻型或早期阶段，也可见于某些遗传性肾病。

 ## 平时要怎么发现隐匿性肾炎

隐匿性肾炎好发于儿童及青少年阶段，家长应对自己的孩子给予密切的关注。一个简单的办法是：如果小便后溅起很多泡沫，泡沫细小，且经久不散，就有可能是蛋白尿的信号；如果小便的颜色有如洗肉水或者茶水，那就可能是肉眼血尿，应及时到医院检查尿常规，必要时做肾穿刺以便确诊。如果家族中已有肾脏病患者，家长更应提高警觉。

经医院查实确诊为隐匿性肾小球肾炎的患者，不一定需要服药，但是需要每3个月定期随诊，重点检查血压、尿常规及肾功能，以观察病情变化。

四　隐匿性肾炎的病理类型有哪些

　　隐匿性肾小球肾炎不一定都需要肾活检，经过密切观察，部分隐匿性肾小球肾炎患者是需要行肾活检明确肾脏病理的。隐匿性肾小球肾炎的病理类型可表现为局灶节段性系膜增生、系膜增生、早期膜性肾病、IgA肾病、薄基膜肾病、早期膜增生性肾小球肾炎等类型，以IgA肾病最为多见。

五　隐匿性肾炎与IgA肾病及慢性肾小球肾炎的关系

　　肾脏病学对疾病的命名常常存在双轨制，也就是说，对某个具体的患者而言，可以从临床表现或者实验检查的角度做出诊断，也可以从病理类型命名为另一个肾病。隐匿性肾炎是临床诊断，IgA肾病是病理诊断。相当一部分临床诊断为隐匿性肾炎的患者病理表现为IgA肾病，而部分IgA肾病患者临床表现为隐匿性肾炎。

　　隐匿性肾炎由临床表现轻微或毫无症状而得名，主要表现为尿检发现少量蛋白尿和/或血尿。慢性肾炎主要表现包括水肿、高血压、蛋白尿、血尿与管型尿、肾功能损害、贫血等。如果从概念上看，这两者的区别很明显，但实际上，隐匿性肾炎和慢性肾炎并没有特别严格的界线。隐匿性肾炎如果持续进展，可发展成为慢性肾炎，部分隐匿性肾炎是慢性肾炎的初期阶段，而部分隐匿性肾炎持续稳定不进展。在临床中，区分慢性肾炎和隐匿性肾炎，主要依据患者是否有慢性肾炎的症状，同时，最好做一下24小时尿蛋白定量检查，如果24小时尿蛋白定量小于1g，且为肾小球性蛋白尿，则可以诊断为隐匿性肾炎，如果大于1g，一般诊断为慢性肾炎比较合适。

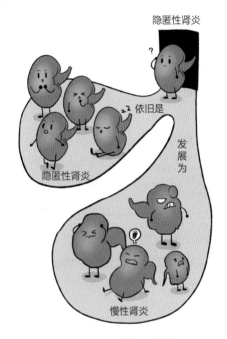

隐匿性肾炎与慢性肾炎的关系

六　隐匿性肾炎需不需要治疗

　　隐匿性肾炎一般无须特殊治疗。基本原则是保养为主，药物为辅。尽量避免感冒、劳累、熬夜、乱吃不健康的饮食及服用伤肾的药物。

　　1. 一般治疗　注意休息，要防止各个部位的感染，切忌劳累，勿使用对肾脏有毒性作用的药物，应定期在肾内科规则随访监测血压、尿常规、肾功能等。

2. 治疗感染灶 若存在明显的感染灶，如呼吸道、扁桃体有明显感染，应该积极治疗。

3. 免疫治疗 一般不主张应用激素或免疫抑制剂，但个别患者经肾活检确定，经肾脏病专科医生慎重评估后，也有需要应用激素或免疫抑制剂治疗的。

七 隐匿性肾炎的预后怎样

隐匿性肾小球肾炎与其他大多数类型的肾炎一样，都属于慢性肾脏疾病，一般不能完全治愈，但其预后大多良好，病程长者可持续几十年，而肾功能可无明显损害。但一部分隐匿性肾小球肾炎在病程进展中可逐步转变为其他临床类型慢性肾脏疾病，特别是慢性肾小球肾炎，病理类型也可发生转变。因此需要及时随访，以观察病情变化，强烈建议定期随诊，重点检查血压、尿常规及肾功能。

（姚翠微）

作者简介

姚翠微

主任医师、硕士生导师，广东医科大学附属医院肾脏内科中心副主任，广东省医学教育学会常委，湛江市肾脏病与血液净化学会常委，长期从事慢性肾脏病临床防治及研究工作，是粤西地区腹膜透析治疗的领军人物。

第十二章 | 狼疮性肾炎

💬 **主编寄语**

狼疮性肾炎是最常见的继发性肾小球疾病，也是系统性红斑狼疮最重要的系统器官损害表现。本病好发于育龄期女性。近二十多年来，免疫抑制剂的联合应用已经使狼疮性肾炎成为一种可控的慢性肾脏疾病，大多数预后良好，而且多数能顺利生育后代。在专科医生指导下规律监控病情和合理用药是获得良好预后所必需的。

一 系统性红斑狼疮是一种什么病

系统性红斑狼疮是一种典型的自身免疫性疾病，以产生多种自身抗体为特征，其基本病理是免疫炎症损伤。红斑狼疮可引起皮肤、关节、心脏、肾脏、脑、血液等多系统器官损害。本病患者分布世界各地，我国的患病率约为30/10万人～75/10万人，我们研究发现，南方炎热地区狼疮性肾炎的发病率高于北方。本病多见于青年女性，男女比例为1∶9，发病年龄高峰在15～40岁之间。

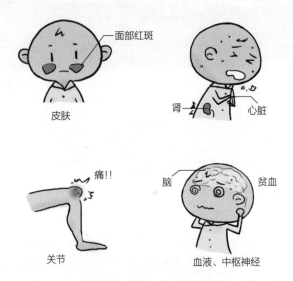

系统性红斑狼疮

系统性红斑狼疮常累及的器官

二　狼疮性肾炎是一种什么病

　　狼疮性肾炎是红斑狼疮的肾脏表现，约50%以上的红斑狼疮有肾损害的临床表现，而肾活检显示肾脏受累几乎达100%，因此，狼疮性肾炎可以说是红斑狼疮最主要的器官损害表现。在确诊为红斑狼疮的基础上，有肾脏损害的表现，如持续性蛋白尿（＞0.5g/d或＞+++）或管型（可为红细胞、血红蛋白、颗粒等），则可诊断为狼疮性肾炎。

　　狼疮性肾炎临床表现呈多样化，可以是单纯性血尿或蛋白尿，或者血尿、蛋白尿伴水肿或高血压，即肾炎样表现；亦可以表现为大量蛋白尿、低蛋白血症、水肿，即肾病综合征样表现；少数可表现为血尿、蛋白尿伴肾功能急剧减退，即急进性肾炎表现；还可表现为肾间质病变和慢性肾衰竭，等等。

三 什么是狼疮危象

狼疮危象是指急性的危及生命的重症狼疮，包括急进性狼疮性肾炎、严重的中枢神经系统损害、严重的溶血性贫血、血小板减少性紫癜、粒细胞缺乏症、严重心脏损害、严重狼疮性肺炎、严重狼疮性肝炎和严重的血管炎等。当发生狼疮危象时，需要使用大剂量激素冲击治疗，同时环磷酰胺静脉滴注。必要时还需要静脉滴注大剂量免疫球蛋白、血浆置换、免疫吸附、造血干细胞或间充质干细胞移植等。定期监测是防止狼疮危象发生的有效手段。

四 狼疮性肾炎会传染和遗传吗

狼疮性肾炎不是传染病，人与人之间不会传染。

遗传因素影响狼疮性肾炎的发病，但狼疮性肾炎并非传统意义上的遗传病，只是有一定的遗传倾向性而已，也即本病患者近亲发病率较普通人群高，而且其近亲其他自身免疫性疾病发病率也高于人群总发病率。

五 狼疮性肾炎患者日常生活应注意什么

1. 避免日光暴晒、紫外线照射 紫外线被认为是触发红斑狼疮的诱因之一。资料表明，紫外线可使细胞内DNA转化为胸腺嘧啶二聚体，使其抗原性增强，诱发人体产生自身抗体，而自身抗体是导致狼疮的直接原因之一。

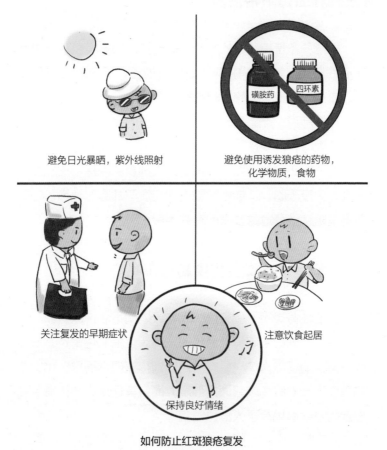

避免日光暴晒，紫外线照射

避免使用诱发狼疮的药物，化学物质，食物

关注复发的早期症状

注意饮食起居

保持良好情绪

如何防止红斑狼疮复发

2. 避免使用诱发狼疮的药物、化学物质和食物　某些药物可促使红斑狼疮患者光过敏，如磺胺药、四环素；有些药物可诱发产生自身抗体如普鲁卡因胺、肼苯达嗪等；有些香料、染料、染发剂、避孕药等也可促进狼疮发作。

3. 关注复发的早期征兆　如疾病原有的症状如关节痛、发热、乏力等重新出现，应及早就诊，进行必要的检查。如有狼疮活动应及时采取措施，及早进行药物治疗或加大药物用量。

4. 注意饮食起居　食物宜清淡、易消化，不宜过食油腻厚味之物。食物中苜蓿类蔬菜（如芹菜）也可诱发狼疮发作，应避免大量食用。病情稳定期间，适当参加体育活动，以增强体质。

5. 保持良好情绪　保持良好情绪对疾病的转归非常重要。因为良好的情绪状态可维持免疫功能稳定，是避免复发，早日康复的重要保证。

六　狼疮性肾炎患者怎样配合治疗

狼疮性肾炎的治疗以控制狼疮活动、阻止肾脏病变进展、最大限度地减低药物治疗的副作用为主要目标。患者要做到"五要"和"五不要"。

五要：要听从医嘱，要充分休息，要精神愉快，要合理饮食，要定期复查。

五不要：不要乱用药，不要过度劳累，不要阳光暴晒，不要道听途说，不要突然停药。

激素的应用必须在医师指导下进行，不应随意增减，并根据病情在专科医生的指导下正确地使用免疫抑制剂。

狼疮性肾炎可以根治吗

任何疾病只有清除了病因，才能达到根治。如前所述，狼疮性肾炎的病因并不清楚，不能被完全清除，所以，目前狼疮性肾炎不论采用中医还是西医治疗均不能根治。但是，如今已有很好的治疗方案，能使疾病长期处于缓解状态，大多数狼疮性肾炎患者可以过正常人一样的生活，狼疮性肾炎患者要有与疾病和平相处的信心和耐心，千万不要为了追求"根治"而胡乱投医。

 狼疮性肾炎为何要强调规则随访

因为狼疮性肾炎属于终身性疾病，而且其病情活动呈波动状态，这就要求患者一定要到有经验的专科医生处进行定期复诊，医生可依据病情，用最少量的药物将疾病长期控制于稳定状态，这一点极为重要，否则将会因不必要的过量服药或贸然停药而给患者带来严重危害。有的狼疮经过治疗后可遵医嘱停止服药，但这不说明狼疮已经被根治，仍需要定期监控病情，及时发现复发迹象。即狼疮患者纵然可停药，也不可"停医生"！

活动性狼疮性肾炎患者随访时应定期监测以下指标：体温、血压、血细胞计数、尿常规（蛋白尿、尿沉渣）、生化（血清肌酐和eGFR、人血白蛋白、血脂、肝功能）、血清C3、C4和抗dsDNA、抗磷脂抗体等。监测频率：初始或复发2～4个月内，需每2～4周监测1次，此后至少3个月监测1次。

九 狼疮性肾炎病情活动的指标有哪些

狼疮肾炎复发时，通常先表现为抗dsDNA抗体滴度升高，然后出现低补体血症。炎症指标升高，如红细胞沉降速度增快、高γ球蛋白血症、类风湿因子阳性、血小板计数增加等亦提示病情活动。尿蛋白和血尿加剧、出现白细胞尿和病理管型尿、肾功能突然恶化提示肾脏病变活动。肾脏病理变化也是判定病情活动的重要指标，但判断必须依赖有经验的专科医生。

十 狼疮性肾炎的预后如何

当前，狼疮性肾炎的预后已明显改善。10年存活率已达90%以上，15年生存率亦可达80%以上。狼疮性肾炎治疗后虽能缓解，但易复发，持续不缓解或频繁复发，则提示患者病情有逐渐加重的趋势。

十一 狼疮性肾炎患者能否妊娠

大多数狼疮性肾炎患者病情控制后可以安全妊娠。患者无重要脏器损坏，肾功能正常，病情稳定至少半年、最好1年以上，仅应用小剂量激素和抗疟药维持，且停用对胎儿有毒性的免疫抑制剂6个月以上，如有生育需求则可以怀孕。如果抗磷脂抗体阳性者，建议转阴3个月以上再怀孕，以减少流产机会。

妊娠前6个月和全部妊娠期间禁用环磷酰胺、氨甲蝶呤、麦考酚酸酯、来氟米特、雷公藤多苷等免疫抑制剂，因上述药物可能影响胎儿的正常生长发育，导致畸胎。

狼疮性肾炎患者怀孕期间密切随访，除了狼疮常规的检测指标之外，妊娠的狼疮妇女还要定期监测D-二聚体、抗磷脂抗体、抗RO/SSA抗体、抗La/SSB抗体以及监测胎儿生长发育等。

另外要注意的一点是，部分狼疮患者，特别是抗RO/SSA和抗La/SSB抗体阳性的狼疮患者，所生产的新生儿有发生新生儿狼疮的风险，其原因是母体的自身抗体会通过胎盘进入胎儿体内。新生儿狼疮主要表现为一过性皮肤损害，一般不要紧，但也有部分新生儿狼疮表现为心脏传导阻滞，会严重影响新生儿的健康，应该引起注意。但必须明白的是，新生儿狼疮并不是母亲将狼疮遗传给孩子，只是母亲自身抗体对新生儿的一过性影响，是可以消失的。

（陈　婷）

作者简介

陈　婷

　　硕士、主任医师，长期从事慢性肾脏病临床防治及研究工作，在复杂疑难肾小球疾病诊治特别是红斑狼疮等方面有专长。

💬 **主编寄语**

随着国人糖尿病发病率的飞速升高，糖尿病肾病将很快成为我国主要的慢性肾脏病病种，成为我国透析的第一原因，也是糖尿病致残致死的主要并发症，危害极其巨大。糖尿病肾病防治的重点在糖尿病，而不在肾脏病！很多患者等到出现明显的肾脏病症状时才慌忙求医，此时已"病入膏肓"了，治疗难度极大。正所谓"菩萨（医生）畏因，凡人（患者）怕果"！

随着现代人们生活水平的提高，糖尿病的发病率日益升高，糖尿病已成为一个严峻的公共卫生问题。据最新的《中国成人糖尿病流行与控制现状》调查结果显示，中国18岁及以上成人糖尿病患病率竟高达11.6%。而糖尿病肾病是糖尿病最重要的微血管并发症之一，也是糖尿病患者致残、致死的重要原因之一。糖尿病正在逐渐成为我国慢性肾脏病的第一病因，而糖尿病肾病也将成为我国最常见的慢性肾脏病。30%~40%的糖尿病患者可出现糖尿病肾病，其发生发展非常隐匿，到出现明显症状的时候，逆转已非常困难。因此，了解糖尿病肾病的发生及发展对糖尿病肾病的早期发现、早期治疗非常关键。

　　糖尿病主要包括1型糖尿病和2型糖尿病两种类型，而随着病情发展，这两种糖尿病均可导致糖尿病肾病，临床糖尿病肾病多发生于糖尿病病史5年以上的患者。

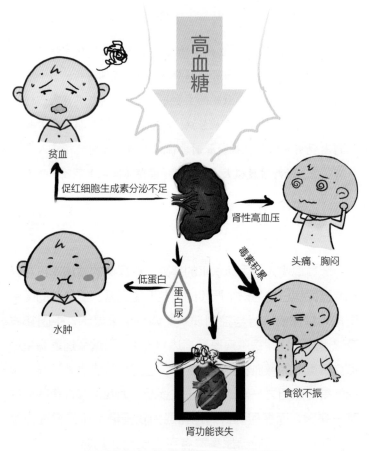

高血糖破坏肾脏导致累及全身的糖尿病肾病

一　得了糖尿病肾病，会有哪些症状

糖尿病肾病患者除了出现糖尿病多尿、多饮、多食及体重减轻的症状外，还有其特有的症状。

1. **蛋白尿**　患者尿中的泡沫增多，主要与尿液中的蛋白质成分增加有关，刚开始是微量白蛋白尿，随着病情进一步发展，可出现大量蛋白尿。

2. **水肿**　随着病情发展，患者大量蛋白在尿液中丢失，出现低蛋白血症，从而引起水肿。

3. **高血压**　糖尿病患者往往伴随着高血压，而在无高血压的糖尿病患者中，当肾功能损伤到一定程度，也可引起肾性高血压，从而引起头晕、头痛、胸闷等症状。

4. **食欲不振、恶心、呕吐**　因为肾脏排毒功能受损，使毒素在体内蓄积，影响胃肠道消化吸收功能。

5. **贫血**　患者可出现头晕、乏力、脸色苍白，贫血的原因为肾脏的内分泌功能受损，导致促红细胞生成素分泌不足，致使红细胞生成障碍引起肾性贫血。

6. **肾功能不全**　在早期，患者肾小球滤过率可增加，肾功能相关的指标（血清肌酐、尿素氮等）可无异常，但随着肾脏受损加重，肌酐及尿素氮可明显升高，最后发展至肾功能完全丧失。

除了以上的症状，糖尿病肾病患者还可出现电解质紊乱、消化道出血、心力衰竭、失眠、性格改变、骨骼变形及骨折等全身症状。

怎样才能及时发现糖尿病肾病

是否没有以上的症状，就一定不会有糖尿病肾病？并不是！在糖尿病肾病早期阶段是可以没有任何症状的！因此规律的体检非常重要！那么，怎么样才能及时发现糖尿病肾病呢？

首先我们需要简单了解下糖尿病肾病的发展。所谓冰冻三尺，非一日之寒，糖尿病肾病的发展是一个慢性过程，并不是一开始就出现上述的明显症状。熟悉糖尿病肾病的进展，对其早发现早治疗有至关重要的作用。糖尿病肾病的进展可分为以下5期。

Ⅰ期： 临床无肾脏病表现，尿白蛋白排泄率正常，肾小球滤过率升高，肾脏体积增大，肾脏结构正常。此期若经适当治疗可恢复。

Ⅱ期： 临床无肾脏病表现，尿白蛋白排泄率可正常，但运动后可出现尿白蛋白排泄率增高。此时肾脏结构可出现轻微异常。经过规范的治疗，病情仍可逆转。

Ⅲ期： 早期糖尿病肾病，出现尿白蛋白排泄率持续增高，可出现血压升高，肾小球滤过率下降，但血肌酐正常，肾脏结构已出现明显异常。在此期进行治疗，逆转难度增加，但还是可以恢复的。

Ⅳ期： 临床糖尿病肾病，出现大量蛋白尿，可伴水肿、高血压等症状。在此期进行治疗，恢复的可能性明显降低，患者在短期内可能会发展为终末期肾脏病。

Ⅴ期： 终末期糖尿病肾病。患者出现上述典型的糖尿病肾病的症状。表现为血压明显增高、水肿加重，出现低蛋白血症，食欲减退、肾功能相关指标异常（血尿素氮及肌酐升高）。多数已不可恢复，大多很快需要进行透析治疗。

因此，在糖尿病肾病早期，如若及时进行有效的治疗，病情可逆转甚至恢复。需要注意的是，在糖尿病肾病Ⅰ期到Ⅱ期的尿常规检查并不能发现异常，仅能通过微量尿白蛋白才能发现异常，因此，糖尿病患者要定期进行微量尿白蛋白检查。

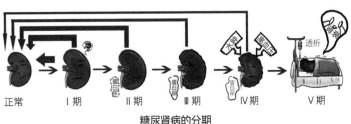

糖尿肾病的分期

 糖尿病肾病怎样防治

糖尿病肾病的治疗主要包括：①限制蛋白质的摄入；②控制血糖；③控制血压；④调脂治疗；⑤透析治疗和肾移植。具体可参考中篇（诊治篇）。

所谓治病不如防病，健康的生活方式（饮食疗法及体育锻炼）有助于预防或延缓糖尿病肾病的发生。因此，应注意培养良好的生活习惯，戒烟、戒酒，控制体重。高危人群（年龄大于45岁、超重或肥胖者、一级亲属中有糖尿病病史、高血压人群、有妊娠糖尿病史者等）应定期行糖尿病筛查，便于早期发现糖尿病。

　　糖尿病患者除了采用健康生活方式外，还需要通过控制好血糖、血压、血脂等指标来预防糖尿病肾脏病变。良好控制血糖是糖尿病肾病防治的关键，患者空腹血糖应控制于4.4～7mmol/L，非空腹血糖不宜超过10mmol/L，糖化血红蛋白不宜超过7%。此外，糖尿病患者还应积极控制血压，老年患者在140/90mmHg以下，年轻患者或合并肾脏病患者血压控制目标为130/80mmHg以下，高血脂患者应进行降脂治疗，合理服用降脂药物，同时控制饮食，少食动物脂肪，多进食富含多聚不饱和脂肪酸的食物。要想预防或早期治疗糖尿病肾脏病变，定期检查非常必要。糖尿病患者应每年筛查尿微量白蛋白、肾功能指标（血清肌酐、胱抑素C），并估算肾小球滤过率，一旦发现异常，及时就医。

（陈锦霞）

 作者简介

陈锦霞

　　博士、长期从事慢性肾脏病研究工作，在肾小球疾病诊治及慢性肾衰竭一体化治疗等方面有专长。

第十四章 | 高血压肾病

💬 **主编寄语**

　　高血压肾病虽然大多数进展缓慢，但由于高血压病属于高发疾病，高血压肾病是当前继肾小球肾炎和糖尿病肾病之后导致尿毒症的最常见的慢性肾脏疾病。与糖尿病肾病一样，高血压肾病防治的重点在高血压而不在肾脏病，血压稳定达标是防止高血压肾病发生发展的关键。

　　高血压肾病，顾名思义，就是长期血压升高引起的肾脏疾病。长期高血压可以导致肾脏损伤，部分患者在原发性高血压基础上发展为恶性高血压或原本无高血压患者血压突然急剧升高后也会引起快速不可逆的肾脏损害。

一 高血压肾病最常见的表现有哪些

　　高血压肾病早期常无特殊表现，主要为高血压本身的临床表现，良性高血压肾病患者年龄多在40～50岁以上，高血压病史5～10年以上，常有高血压家族史。早期仅有夜尿增多，尿检出现微量白蛋白尿，继之出现轻至中度蛋白尿（一般为+～++），小部分患者可出现少量红细胞尿。多数肾损害进展缓慢，大多数肾功能长年呈轻度损害，少部分逐渐发展成肾衰竭，血压控制不达标者进展加快。除了肾脏，高血压可导致其他脏器并发症，如动脉硬化性视网膜病变、左心室肥厚、脑卒中等表现。

　　恶性高血压肾损害源于急剧升高且持续不下降的血压，多见于中青年人，正常血压突然显著升高，收缩压、舒张压均增高，常持续在200/130mmHg以上，病情进展迅速，可发生剧烈头痛，往往伴有恶心、呕吐、头晕及耳鸣等，视力会迅速减退，眼底出血、渗出或视盘水肿，肾功能急剧减退，持续性蛋白尿（可为大量蛋白尿）、血尿（显微镜下血尿甚至肉眼血尿）和管型尿，化验肾功能血肌酐迅速升高，短期内就可发展至尿毒症。常伴随恶性高血压其他脏器损害，如头痛、嗜睡、抽搐、昏迷、视物模糊、视力下降甚至失明、心脏扩大及心衰等。

二　高血压为什么会引起肾损害

　　高血压的发生机制之一为肾素-血管紧张素-醛固酮系统的激活，血管紧张素Ⅱ是肾素-血管紧张素-醛固酮系统的最主要致病物质，可以通过各种机制引起小动脉平滑肌收缩，包括肾小球毛细血管的收缩，导致肾小球毛细血管的高压力，肾小球毛细血管内持续的压力增高，引起肾小球肥大，继而引起肾小球硬化。

　　血管紧张素Ⅱ使肾小球毛细血管血压增高，还会引起肾小球通透性增加，过多蛋白从肾小球滤出，导致肾小管重吸收增加，可引起肾小管损害、间质炎症及纤维化，以致肾单位功能丧失。

同时，血管紧张素Ⅱ还增加了细胞外基质的合成及转化生长因子的生成，进一步促进了肾小球硬化的发生。

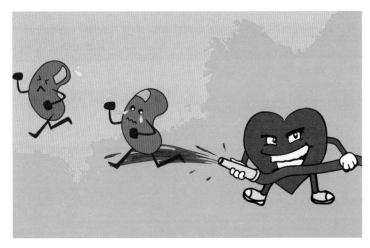

高血压打击肾脏引起高血压肾病

三 什么情况下，高血压肾病患者肾损害会急剧加重

多数高血压肾病患者病情进展缓慢，尤其血压控制平稳者，肾功能可长期正常或轻度异常，患者多无自觉症状，但下列情况下，患者肾功能可迅速下降，甚至表现为肾衰竭。

1. 血压急剧升高，甚至表现为恶性高血压，恶性高血压持续时间越长，患者肾功能损害的概率越大，损害也可能越严重。

2. 任何原因引起严重的恶心、呕吐、腹泻，导致患者出现血容量不足。

3. 严重的感染（肺部、泌尿系等）。

4. 手术应激。

5. 肾毒性药物的使用（中药、西药）。

6. 泌尿系统的急性梗阻（输尿管结石）。

7. 心衰和/或严重的心律失常。

8. 其他可能的原因。

四 如何早期发现高血压已导致高血压肾病

1. **体检** 年龄40岁以上，尤其高血压病史5年以上，或者有高血压家族史的人群，建议每半年，至少1年做1次尿常规检查，必要时加做尿微量白蛋白和24小时尿蛋白定量检查。建议高血压患者常规行眼底检查，可以早期发现隐匿性高血压肾病。

2. **化验结果** 高血压患者尿微量白蛋白持续升高或尿常规检查蛋白阳性提示已发展至高血压肾病；高血压肾病患者肾小管功能损害多先于肾小球功能损害，早期高血压肾病患者可出现血尿酸升高，尿NAG酶，β_2-微球蛋白增高，尿浓缩—稀释功能障碍等，等到血尿素氮、肌酐升高常常提示高血压肾病进入中晚期。

3. **影像学检验结果** 在肾脏疾病早期，B超检查多无变化，发展致肾衰竭时可出现肾脏不同程度、对称性缩小。核素检查早期即可出现肾功能损害。心电图常提示左心室高电压；胸部X线或超声心动图常提示主动脉硬化、左心室肥厚或扩大。

4. **病理检查** 对于诊断不明确的患者，必要时可在医生建议下行肾穿刺病理检查。

五　高血压肾病的防治

1. 预防高血压的发生　主要是控制盐的摄入，饮食宜清淡，减少高脂肪、高胆固醇食物的摄入，多食新鲜蔬菜水果，尽量避免饮酒及抽烟。尤其是家族中有高血压的朋友，更应该严格控制食盐的摄入，每天食盐总量宜控制在3g。其次，应该适量运动，控制体重，定期监测血压。

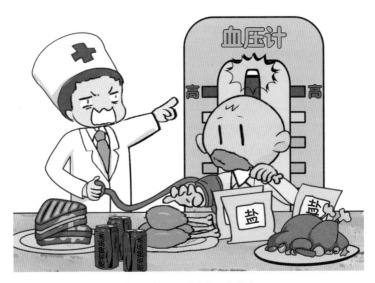

生活上如何预防高血压的发生

2. 预防高血压肾病的发生

（1）年龄在40岁以上，高血压病史5年以上，如果确定为微量白蛋白增加，应高度警惕。轻度高血压和尿常规大致正常者可予非药物治疗，保持良好的情绪、减肥、限盐、限酒、练气功及太极拳、进行适当的体育锻炼等。

（2）夜尿增多，出现蛋白尿或短暂性血尿，要定期检查肾功能、尿蛋白定性、24小时尿蛋白定量，注意测量血压，做眼底检查。

（3）避免接触重金属、有毒物及可能损害肾的药物。

（4）药物治疗：①利尿剂（代表药物为呋塞米），长期使用必须注意监测电解质及尿酸水平；②β受体阻滞剂（如倍他乐克），注意缓慢加药，缓慢减量，监测心率；③钙拮抗剂（如伲福达、氨氯地平），部分患者会出现胫前水肿，颜面潮红等不适，多不需停药；④血管紧张素转换酶抑制剂/血管紧张素Ⅱ受体拮抗剂（如贝那普利、厄贝沙坦等），除了良好的降压效果外，还能够通过调节肾小球毛细血管压力，达到保护肾功能、延缓肾脏病进展的作用，同时能够逆转左室肥厚和血管重塑等效应。还有独特的降低尿蛋白作用。但需注意预防高钾血症的发生，部分患者使用后可能会引起肾功能损害加重，如果两周内肌酐升高超过30%，应停药或减量，肾功能多于停药后缓慢恢复。

3. 防止高血压肾病进展至尿毒症　患者一旦被确诊为高血压肾病，所有对肾脏病的治疗均是为了延缓肾脏病进展，减少严重并发症发生。患者应尽早转诊至肾脏病专科随诊，接受肾脏病专科医生的处置意见，平稳控制血压，避免血压波动过大当患者血肌酐升高时，应加用护肾排毒的药物（如肾衰宁胶囊）以延缓肾衰进展，该药有益气健脾，活血化瘀，通腑排浊的作用，能有效地减少尿蛋白、降低肌酐和尿素氮，稳定肾功能。

综上所述，当高血压持续一定的时间，可能会引起肾损害，尤其是血压长期控制不达标或发生恶性高血压的患者，

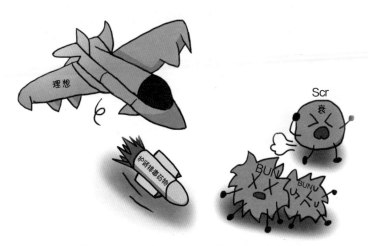

护肾排毒药物通过益气健脾、通腑排浊降低尿毒症毒素

但积极控制血压可预防肾损害发生，定期进行肾功能监测，避免肾毒性的药物及食物，加上合理的饮食及生活习惯，可以明显延缓肾功能进展，长期维持稳定的肾功能，防止尿毒症的发生。

（王吉萍）

 作者简介

王吉萍

副主任医师、医学硕士，广东省医师协会肾病分会委员，广东省医学会血液净化分会委员，湛江市医学会肾脏病与血液净化学会委员，广东省农垦中心医院肾内科副主任，血液净化科主任，长期从事慢性肾脏病临床防治及研究工作，在急慢性肾衰竭，血液净化方面有较深入研究。

第十五章

泌尿系结石与梗阻性肾病

💬 **主编寄语**

泌尿系结石是引起肾绞痛、肾盂肾炎和梗阻性肾病的主要原因。肾脏为何会长出结石，目前原因还未完全明确。泌尿系结石是可治疾病，选择正确的治疗方式非常重要，选择不当会给肾脏造成"二次损伤"。梗阻性肾病也是可防、可治的疾病，及早正确解除梗阻是防治梗阻性肾病的关键。

一 什么是泌尿系结石

泌尿系统内的结石又称尿石，是指在泌尿系统内因尿液浓缩，晶体物质（如钙、草酸、尿酸、胱氨酸等）沉淀形成颗粒或成块样聚集物，包括肾结石、输尿管结石、膀胱结石和尿道结石。泌尿系统任何部位均可发生结石，但常始发于肾，肾结石形成时多位于肾盂或肾盏，可排入输尿管和膀胱，输尿管结石几乎全部来自肾脏。尿石为泌尿系统的常见病、多发病，男性发病多于女性，多发生于青壮年，左右两侧肾脏的发病率无明显差异，90%的结石含有钙，其中草酸钙和磷酸钙结石占80%以上。

为什么会得尿石

当自然环境、饮食结构、先天因素和后天疾病所致的代谢异常等多种原因单独或共同作用时，可造成尿液中晶体呈过饱和状态，促进尿液成分结晶和抑制结晶的因素失衡，从而导致结石的形成。常见病因有：机体的代谢异常（如高血钙、高钙尿症、高草酸尿症、高尿酸尿症、甲状旁腺功能亢进、皮质醇增多症）、局部病因（尿路梗阻、感染、尿路中存在异物）、药物的使用（氨苯蝶啶、乙酰唑胺、维生素D、皮质激素）、长期卧床、营养缺乏（维生素B$_6$缺乏、缺镁饮食）。影响结石发病和患病的因素很多，如环境因素、种族、遗传、饮食习惯、职业等均与结石的形成相关。炎热地区人群出汗多，尿液浓缩易导致结石形成；水质较硬的地区，水中含钙量比较高，使尿钙增高，容易形成结石。在饮食习惯上，如果饮水少，常饮用咖啡、浓茶等饮料，长期摄入高蛋白、高嘌呤、高蔗糖、高钙膳食，也可促使尿路结石的形成。

 ## 得了结石有什么临床表现

泌尿系统结石的临床表现个体差异很大。结石较大，移动度很小，表现为腰部酸胀不适，或在身体活动增加时有隐痛或钝痛。较小结石落入输尿管时可引发肾绞痛，常骤然发生腰腹部刀割样剧烈疼痛，呈阵发性，可伴

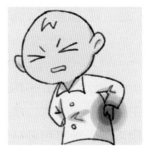

肾绞痛发作

有恶心、呕吐，疼痛后可出现血尿。如结石合并泌尿系感染，表现为急性肾盂肾炎或慢性肾盂肾炎，可有发热、腰痛、尿频、尿急、尿痛等症状。部分患者可能有从尿中排出结石的病史。部分患者没有症状，于体检时发现。

四 泌尿系统结石的治疗

泌尿系统结石的治疗方法有很多，主要根据结石的大小、位置进行选择。如结石体积较小，直径小于0.5cm，通过大量饮水、适当运动（如跑步、跳绳）、口服排石药物，结石多数可自行排出。饮水量要求能够保证每日尿量达到2 500ml以上。肾脏小结石如不引起肾脏积水，可不用治疗，切忌为了排出小结石长期服用"排石"中药剂或中成药，这对肾脏是非常有害的。对于直径大于1.0cm的肾脏结石，一般可用经皮肾镜碎石术，已进入输尿管的较大结石可选择体外冲击波碎石术或输尿管镜碎石术等方法。需要注意的是，生长在肾脏的结石目前一般不主张采用体外冲击波碎石术，因为冲击波可同时损害肾实质。

五 泌尿系结石的预防

1. **多饮水** 饮水量需可保证每日尿量2.0~2.5L，一天中饮水量要平均分配，尤其要注意夜间饮水，饮水主要包括自来水、水果、草本饮料及果汁。避免过多饮用浓茶、咖啡和酒精饮料，可降低结石发病率，饮水后适度运动，如跳绳、体操等，可预防结石形成。

2. **合理膳食**　避免过多摄入高蛋白、高嘌呤和高钙食物；对已行手术取石的患者，应行结石成分分析，根据分析结果合理调整饮食。

3. **治疗原发病**　对于病理性因素（如原发性甲旁亢）所导致的尿路结石，还应积极治疗原发病。

六　什么是梗阻性肾病

梗阻性肾病是由于泌尿系梗阻而导致肾脏结构和功能损害的一类肾脏疾病。由于泌尿系统大部分是管道器官，肾盏、肾盂、输尿管、膀胱和尿道任何部位的梗阻，最终都将引起肾脏的积水和肾功能的减退甚至丧失。膀胱以上的梗阻，称为上尿路梗阻，常常仅影响单侧肾脏，泌尿系结石是上尿路梗阻的最常见病因。发生在膀胱及其以下者的梗阻，称为下尿路梗阻，由于有膀胱的缓冲，对肾脏的影响比较晚，一旦梗阻加重引起肾积水，造成的损坏是双肾，容易引起肾功能衰竭，前列腺增生和神经源性膀胱是引起下尿路梗阻的最常见原因。

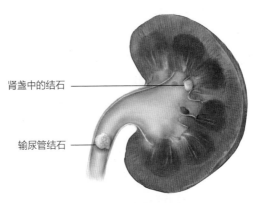

肾盏中的结石

输尿管结石

肾结石导致的梗阻性肾病

七 **梗阻性肾病有何临床表现**

由于梗阻所在的部位、病因和发病的急缓不同，梗阻性肾病的临床表现也有很大的差异。常见的临床表现主要包括以下几种。

1. **疼痛** 开始常为隐痛，以后转为持续性疼痛，逐渐增强，一般在发作几个小时内即缓解。间歇性肾积水患者，肾绞痛可突然发生，伴有恶心呕吐、尿量减少，但数小时内排出大量尿液后，疼痛消失。

2. **肿物** 新生儿腹部肿物最常见的是肾积水，巨大肾积水时常因发现腹部肿块而就诊，并无其他症状。下尿路梗阻时，膀胱膨胀，在耻骨上出现球形肿物。

3. **排尿困难和尿量改变** 在膀胱以下的梗阻，排尿困难比较明显，常有排尿费力、尿线细或间断、排尿后滴尿及夜尿增多等症状，亦可出现尿频、尿急、尿潴留及尿失禁等症状。

4. **肾功能不全** 如泌尿系长时间梗阻，患者可有肾功能损害，表现为夜尿增多、多尿等，急性或长时间的双侧肾脏梗阻，可出现严重肾功能不全表现。

5. **感染** 梗阻病变可能是泌尿系反复感染和难以治愈的原因，而感染又可加剧梗阻性肾病时的肾损害。梗阻合并感染常有寒战、高热，甚至中毒性休克，严重者可死亡。

 八 **怎样防治梗阻性肾病**

治疗梗阻性肾病最理想的方法是去除梗阻病因，若梗阻尚未造成严重的、不可恢复的肾脏损害，则去除病因后效果良好。在情况紧急或梗阻原因不可能去除时，应在梗阻部位以上行造瘘手术。梗阻并发感染时，不仅感染难以控制，还可能加速泌尿系功能损害，除选择有效的抗菌药物以外，最根本的办法是设法去除梗阻的原因。如感染严重或出现败血症时，应立即在梗阻以上部位造瘘引流尿液，甚至急诊切除病肾。肾梗阻性疾病已造成肾功能衰竭，甚至无尿时，一般认为无须急诊手术，可以应用透析疗法使患者一般情况改善，查明病因后再进行合理的治疗。

九 梗阻性肾病预后怎样

一般认为，在1周以内解除的完全性梗阻，肾脏可完全恢复其原有功能；超过1周的完全性梗阻，在解除后肾脏功能难以全部恢复；肾脏完全性梗阻2周，在解除梗阻后3～4个月内，肾小球滤过率仅能恢复至70%；4周以上的完全性梗阻，在解除后，其肾小球滤过率仅能恢复至30%；超过6周的完全性梗阻，即使解除梗阻，肾功能也极难恢复；梗阻超过8周，则肾功能几乎完全丧失。

（陈 婷）

作者简介

陈 婷

硕士、主任医师，长期从事慢性肾脏病临床防治及研究工作，在复杂疑难肾小球疾病诊治特别是红斑狼疮等方面有专长。

第十六章 > 慢性肾盂肾炎

💬 **主编寄语**

　　慢性肾盂肾炎是较少见的由感染直接引起的慢性肾脏疾病。本病病情隐匿，多数由于泌尿系统存在梗阻或畸形等复杂因素而导致肾盂感染迁延不愈或反复发作，最终导致肾脏结构和功能损害。及时清除泌尿系统复杂因素是防治慢性肾盂肾炎的根本措施，合理的抗生素应用也非常重要。

一　什么是慢性肾盂肾炎

　　肾盂肾炎是由致病微生物引起的肾盂和肾实质的炎症，大多为革兰阴性杆菌感染所致，分为急性和慢性两种类型。关于慢性肾盂肾炎的定义，目前还有争议，但一般认为慢性肾盂肾炎多发生在尿路解剖或功能异常的基础之上，除了细菌性尿路感染外，还在影像学上表现为肾脏表面凹凸不平、两侧肾脏大小不等、肾盂肾盏畸形，并伴有肾小管功能的损害，起病较为隐匿，容易反复发作，可导致慢性肾功能不全。

慢性肾盂肾炎是由急性肾盂肾炎导致的吗

以往按病程长短（超过半年或1年）来划分急、慢性肾盂肾炎，但国内外的随访研究发现：患者在没有复杂性尿路情况下，大部分多次再发的尿路感染随访多年后仍没有发展为慢性肾盂肾炎。因此，慢性肾盂肾炎与尿路复杂情况密切相关，在无尿路复杂情况时，慢性肾盂肾炎极少见。

 慢性肾盂肾炎的病因是什么

引起慢性肾盂肾炎的致病菌多为革兰阴性杆菌，其中大肠杆菌多见，占85%，其他细菌包括变形杆菌、产气杆菌和葡萄球菌。主要感染途径有两种：

1. **上行性感染**　致病菌沿尿道上行入膀胱，引起膀胱炎，继而沿输尿管向上蔓延进入肾盂，再侵入肾实质，导致肾盂肾炎。病变可累及一侧或双侧肾脏。正常人在尿道口内1~2cm处存在少量细菌，但一般不引起感染，因为尿道黏膜有一定的抗菌能力；尿液可以稀释细菌并将其排出体外；尿中还含有一些抑菌物质。机体抵抗力下降，或尿道黏膜轻度损伤（如月经期、性生活后等），或泌尿系统畸形及尿路流通不畅（如输尿管结石、前列腺肥大、尿道狭窄、泌尿系统肿瘤等）时，细菌乘虚而入，在肾盂部大量繁殖，而使肾脏致病。由于女性尿道短而宽，女婴尿道口易被粪便污染，故均易发病。

2. **血行性感染**　约占30%，细菌由血流进入肾小管，从肾小管侵入肾盂，多为金黄色葡萄球菌、沙门菌

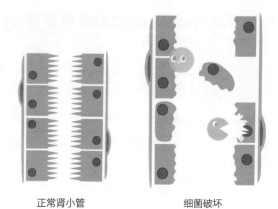

正常肾小管　　　　　　细菌破坏

细菌引起肾小管破坏示意图

属、铜绿假单胞菌和念珠菌属感染。当患者肾脏结构受损（如多囊肾）或患有糖尿病、长期使用糖皮质激素和免疫抑制剂以及其他慢性消耗性疾病时，抵抗力下降，细菌易于由血流侵入肾脏，而且病变多为双侧性。常见的尿路复杂情况包括反流性肾病和梗阻性肾病。反流性肾病是指由于膀胱输尿管反流和肾内反流导致肾脏疾病；梗阻性肾病指各种原因（如尿路结石、肿瘤、前列腺肥大等）引起尿液流动障碍导致的肾脏疾病。这两者均可能合并感染，长期迁延不愈可引起肾脏纤维化和变形，而发生慢性肾盂肾炎，最终影响肾脏功能。

四　慢性肾盂肾炎有哪些临床表现

慢性肾盂肾炎临床表现复杂，容易反复发作，而且比较隐匿，有时可表现为无症状性菌尿、间歇性尿频、尿急、尿痛。可有慢性间质性肾炎的表现，包括尿浓缩功能减退、低渗尿、尿比重低、夜尿增多及肾小管性酸中毒等。到晚期可出现肾小球功能的损害，发展成为慢性肾衰竭，最终出现尿毒症。急性发作时患者症状明显，有尿频、尿急、尿痛和发热等症状。

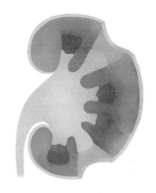

慢性肾盂肾炎的肾脏形态

五 慢性肾盂肾炎该怎样治疗

1. 纠正和去除易感因素　慢性肾盂肾炎治疗的关键是积极寻找并去除易感因素，尽可能纠正和去除存在的泌尿系统解剖异常、结石、梗阻和反流等情况。

2. 抗感染治疗　急性发作时治疗同急性肾盂肾炎，在留取尿液标本做细菌培养后，立即对革兰阴性杆菌给予有效的药物治疗。若由于细菌耐药或病变部位瘢痕形成，导致血流差、病灶内抗菌药浓度不足，可试用较大剂量杀菌的抗生素治疗，疗程6周。如果梗阻因素难以解除，则根据药敏选用恰当抗生素治疗6周，也可考虑长时间低剂量治疗，一般选用毒性低的抗生素；但如经过积极抗生素治疗，白细胞尿均不能消失，而病情又没有急性发作的证据，可以不予抗生素治疗，切勿胡乱应用抗菌药。

3. 糖皮质激素和非甾体消炎药　可减轻感染导致的肾脏瘢痕的发生发展。

4．**保护肾功能**　血压升高可加速肾功能恶化，故慢性肾盂肾炎的长期治疗中应注意控制血压。改善肾脏的血供，防止肾功能进一步损害。已出现肾功能不全的，应按照慢性肾功能不全治疗，给予低蛋白饮食，禁用肾脏毒性药物。

六　怎样预防慢性肾盂肾炎

增强体质，提高机体防御能力。积极治疗易发因素，如糖尿病、肾结石和尿路梗阻等。减少导尿及泌尿道器械操作。注意外阴清洁。女性的再发性尿路感染与性生活有关者，应在性生活后立即排尿，并口服一次抗生素。更年期女性可服用尼尔雌醇1～2mg，每月1～2次，可增强局部抵抗力。

（唐　蓉）

作者简介

唐　蓉

主任医师，长期从事慢性肾脏病临床防治及研究工作，在复杂疑难肾小球疾病诊治及慢性肾衰竭一体化治疗等方面有专长。

第十七章

高尿酸血症与尿酸性肾病

💬 主编寄语

随着人们生活水平的提高和生活方式的改变，高尿酸血症已成为继"三高"之后的"第四高"，其危害不容忽视。高尿酸可导致不同种类的慢性肾脏病，特别是尿酸性肾病，严重时可导致尿毒症，长期稳定控制尿酸水平达标是防治尿酸性肾病的关键。

一 什么是高尿酸血症

说起"三高"，可能大家都不陌生，即高血压、高血糖、高血脂，三者既可以单独存在，也可以相互影响同时出现。"三高"与心、脑血管疾病密切相关，所以大家都非常重视。但是，本章所述的"第四高"高尿酸血症，估计很多人都不熟悉。有人把高血压、高血糖、高血脂、高尿酸合称"四大恶人"，因为它们都与心、脑血管多种慢性疾病密切相关。由于高尿酸血症对于人们健康的影响深远，所以每年的4月20日被定为"高尿酸日"，希望能引起人们的重视。高尿酸血症是指血尿酸水平在成年男性及绝经后女性血清尿酸水平高于7mg/dl（即约420μmol/L），在绝经前女性高于6mg/dl（即约360μmol/L）。高尿酸血症本身呈现"重男轻女"的倾向，多发于男性，女性患病人群以绝经后女性居多，420μmol/L就成了高血尿酸血症的"警戒线"，所以世界卫生组织把4月20日定为"世界高尿酸日"。

尿酸是什么

尿酸是嘌呤在体内氧化后的代谢产物。嘌呤是身体内存在的一种物质，主要以嘌呤核苷酸的形式存在，是细胞重要组成成分，特别是细胞核的组成成分，嘌呤核苷酸在能量供应、代谢调节等方面起着十分重要的作用。人体尿酸有80%是由正常细胞衰老嘌呤核苷酸分解所产生的，我们称为内源性尿酸。而另外的20%则来源于食物，称为外源性尿酸。

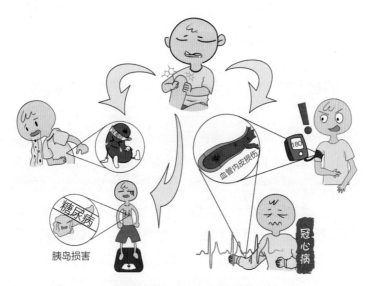

高尿酸血症可诱发或加剧多种疾病

尿酸在体内产生后，人体是怎么排出体外的

尿酸通过肾小球滤过、肾小管重吸收和分泌后，大多溶解于尿液，并随尿液排出体外，约占2/3，剩下的1/3则通过粪便和汗液排出。

四 高尿酸血症有什么危害

长期高尿酸血症不仅会发展为痛风，还会对人体多系统，即循环系统、泌尿系统、内分泌代谢系统等产生严重影响，诱发或加重高血压病、冠心病、糖尿病和慢性肾脏病。长期高尿酸血症可引起痛风性肾病、尿酸性肾石病、慢性肾衰竭，甚至尿毒症。因此，大家要重视高尿酸血症。

五 无痛风发作的高尿酸血症人群是否需要治疗

无症状性高尿酸血症需要积极干预，这是毫无疑问的。目前达成共识的是，需要积极地通过调整生活方式进行干预无症状性高尿酸血症。至于这部分人群是否需要药物治疗，则存在争议。国际的指南和治疗推荐，一般对于无症状性高尿酸血症都只推荐生活方式进行调节，而不建议使用降尿酸药物治疗。中国的指南和专家共识则推荐：未曾发作关节肿痛但有心血管危险因素或并发症，血尿酸超过480μmol/L，或未曾发作关节肿痛且无心血管危险因素或并发症，但血尿酸超过540μmol/L，应积极进行降尿酸治疗。无论是国际还是国内指南，比较统一的是，对于临床或影像学确诊有痛风石或者痛风频繁发作（每年发作≥2次）、高尿酸血症合并慢性肾脏病（慢性肾脏病2期或以上）或既往有尿路结石的患者，建议积极进行降尿酸治疗。

六 什么是尿酸性肾病

尿酸性肾病是指由于血尿酸产生过多或排泄减少形成高尿酸血症所致的肾损害，是慢性肾脏病的一种。可有两种类型肾损害：一种是尿酸性肾结石引起的肾损害（具体参见十五章），另一种是尿酸直接对肾实质的损害，这是经典的尿酸性肾病。两者可同时并存，在此仅讨论肾实质损害。当尿酸盐沉积于肾髓质间质组织或尿酸沉积于远端集合管管腔造成肾实

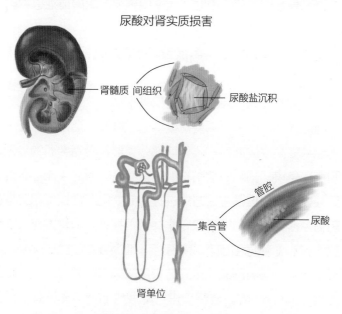

高尿酸血症导致肾脏损害示意图

质损害，即为尿酸性肾病。原因主要有原发性高尿酸血症和继发高尿酸血症（因某些恶性肿瘤引起，特别是在化疗阶段）。尿酸性肾病在病理上表现为间质性肾炎和肾脏中小动脉硬化。

七 尿酸性肾病的临床表现如何

1. **慢性尿酸性肾病** 多见于中年以上男性，绝大多数伴有痛风性关节炎或痛风石、尿酸性尿路结石。早期仅有轻度蛋白尿、血尿，肾功能表现为尿浓缩功能减退，晚期出现氮质血症、高血压，约10%～20%发展为尿毒症。

2. **急性尿酸性肾病** 多见于肿瘤放化疗后突然发生血尿、脓尿、急性肾功能衰竭。

八 尿酸性肾病的治疗包括哪些

包括高尿酸血症的控制和肾功能的保护。高尿酸血症的控制包括饮食控制和药物治疗。

九 高尿酸血症患者日常应注意什么

高尿酸血症患者日常应注意以下事项：①禁烟、限酒；②充足饮水，每天饮水量至少2 000ml；③规律饮食和作息，减少高嘌呤食物摄入，增加新鲜蔬菜摄入，饮食中50%为蔬果，30%主食且有粗粮，20%的蛋白质，低盐低油饮食；④少进食富含果糖的饮料；⑤控制体重；⑥防止剧烈运动或突然受凉。

降尿酸治疗药物如何选择

秋水仙碱、非甾体消炎药和糖皮质激素是急性痛风发作时的一线治疗药物，但它们并不能降低尿酸。对慢性期高尿酸血症的处理应控制好血尿酸水平，治疗目标是血尿酸低于360μmol/L，对于有痛风石、慢性关节炎、痛风频繁发作及尿酸性肾病等疾病的患者，血尿酸应控制在300μmol/L以下，但不应低于180μmol/L。

1. 别嘌呤醇 是古老的抑尿酸合成药物，美国风湿病学会、欧洲风湿联盟和英国风湿病学会所发布的指南均推荐别嘌呤醇为治疗高尿酸血症的一线药物。其不良反应主要是过敏，一般为皮疹，严重时发生剥脱性皮炎，病情凶险，有过敏史、肝脏受损、骨髓抑制、肾功能严重不全时禁用。

2. 非布司他 可抑制尿酸合成，可用于轻至中度肾功能不全患者，不良反应主要有肝脏受损、腹泻。欧洲风湿联盟和英国风湿病学会的指南推荐其为二线药物。

3. 苯溴马隆 可促进尿酸从尿液排泄，主要用于尿酸排泄减少型、对别嘌呤醇过敏或疗效不佳者；不适宜用于肾功能明显受损及尿酸性结石者。不良反应主要有胃肠道症状、皮疹、肾绞痛、粒细胞减少等，罕见出现严重肝功能受损，上述三大指南均推荐其为二线药物。

而在2016年《中国痛风治疗指南》中，则未区分一二线用药，也可理解为别嘌醇、非布司他、苯溴马隆都是可以选择的一线用药。

附：常见食物的嘌呤含量

需要指出的是，食物嘌呤含量仅供参考，而并非金科玉律，具体饮食注意细节应参照上述合理均衡膳食原则。比如：嘌呤含量高的豆类及豆制品的摄入，目前循证医学是鼓励而不是限制；对于嘌呤含量低的脂类食物，建议减少摄入。

1 嘌呤含量最高［（150~1 000）mg/100g］的食物

（1）海产及鱼类：鱼类如凤尾鱼、沙丁鱼、鲭鱼、白鲳鱼、鲢鱼、白带鱼、鲨鱼、草虾等，牡蛎、蚌蛤、扇贝、青口贝等贝类食物。

（2）肉类：部分肉类如小牛肉、羊羔肉、乳猪肉，动物内脏如脑、肝脏、肾脏、心脏等，鹅肉。

（3）蔬菜：香菇干、紫菜干等。

2 嘌呤含量较高［（50~150）mg/100g］的食物

（1）海产及鱼类：其他有壳类海鲜如虾、蟹，鱼类如鳗鱼、鲤鱼、鳝鱼、草鱼、秋刀鱼、乌贼、鲍鱼等。除1所列的其他鱼类。

（2）肉类：肉类如猪肉、牛肉、羊肉，野味如野鸡、兔肉、鹿肉，禽类如鸡肉、鸭肉，肉汤。

（3）蔬菜：芦笋、花菜、茼蒿菜、皇帝菜、四季豆、豌豆、海藻、海带、菇类和菌类、菠菜等。

（4）其他：豆干及各种豆类，麦芽及麦麸，栗子、莲子、杏仁、枸杞、花生、腰果、芝麻等。

3 嘌呤含量较低 [（0～50）mg/100g] 的食物

（1）主食：奶类，坚果，蛋类，米饭、面条、河粉、面包和麦片，玉米、马铃薯、甘薯、芋头。

（2）海产及鱼类：海参、海蜇皮。

（3）蔬菜类：白菜、榄菜、芥蓝菜、芹菜、韭菜、韭菜花、小黄瓜、冬瓜、丝瓜、茄子、青椒、胡萝卜、萝卜、洋葱、番茄、葱、木耳、豆芽、葡萄干、蒜头、辣椒等。

（4）水果类：橘子、柳橙、柠檬、莲雾、葡萄、苹果、阳桃、杧果、木瓜、枇杷、凤梨、番石榴、桃子、李子、西瓜、番茄、香蕉等。

（5）脂类：蛋糕和饼干，巧克力，冰激凌，奶油、黄油等。

（6）其他：豆腐，豆浆。

（黄志清）

作者简介

黄志清

主任医师，长期从事慢性肾脏病临床防治及研究工作，在疑难肾小球疾病诊治及慢性肾衰竭一体化治疗等方面有专长。

第十八章 | **药物相关性肾病**

💬 **主编寄语**

是药三分毒！肾脏是最容易被药物攻击的器官，但很多时候，我们并不知道它正在被药物攻击。临床上有不少未明确原因的慢性肾脏病甚至尿毒症都是药物影响所致。因此，要重视药物肾毒性，不胡乱用药、不乱喝"凉茶"，是预防药物相关肾病的关键。

凡是由药物引起的肾脏结构和/或功能损害，均称为药物性肾病，比如常见的解热镇痛剂性肾病及"中草药肾病"等。肾脏是我们机体代谢并排出代谢废物、化学物质及各种药物的重要器官，因此也就成了容易被这些物质攻击的器官。

一 为什么肾脏容易发生药物性肾损害

肾脏之所以这么容易发生药源性损害，是因为肾脏对药物毒性反应特别敏感，而且具有很特殊的解剖和功能特点，它是我们机体中药物高积聚、高代谢、高排泄的主要脏器之一。

1. 肾脏血流量丰富，药物容易到达肾脏。

2. 肾小球毛细血管襻和肾小管周围毛细血管网丰富，

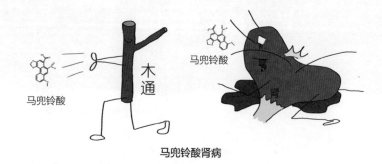

马兜铃酸

木通

马兜铃酸

肾

马兜铃酸肾病

使药物和肾组织接触表面积大，这就容易发生内皮细胞的功能紊乱及结构损伤。

3. 肾小管上皮的多种酶类、有机溶质和离子转运体可参与药物的吸收和代谢，使药物及其代谢产物易在肾小管上皮细胞内外积聚并产生作用；肾小管具有酸化功能，尿液pH值的变化影响药物的溶解度，可造成某些药物或其代谢物在肾小管腔内形成结晶而沉积，从而导致管腔阻塞及相应的毒性反应。

4. 肾髓质间质的渗透梯度可导致尿液浓缩，并使药物及其代谢产物在肾小管间质，尤其是髓质乳头部的浓度显著提高、局部作用增强；由于肾髓质组织耗氧量大，对缺血缺氧的变化敏感，因此易出现缺血性和肾毒性损伤。

药物性肾病的发病和药物剂量无一定相关性，但和诸多因素有关，如药物的毒力强、肾组织药物浓度高，尤其是细胞内药物浓度高。遗传素质和基因类型尤其在药物过敏中都起重要作用。

 哪些人群容易出现药物性肾损害

1. 既往存在慢性肾脏疾病或肾功能不全者。

2. 肾脏血流量不足或血流灌注不良者。

3. 高龄人群。高龄人群可出现肾功能储备能力下降；潜在的多种疾病（如糖尿病、动脉粥样硬化、高血压等）均可致使患者出现内皮细胞功能紊乱；肾小管上皮细胞的代谢能力减低、功能减退；肾脏处于慢性缺血缺氧的状态；免疫力下降容易发生感染性疾病。这些随着年龄增长出现的生理特点都增加了老年人肾脏对肾毒性药物的敏感性。

4. 因复杂或慢性疾病同时联用多种药物者。常见于大手术、器官移植和危重症监护室的患者。

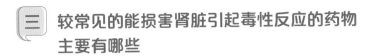

三 较常见的能损害肾脏引起毒性反应的药物主要有哪些

1. **抗生素类**

（1）**氨基糖苷类抗生素：**是肾毒性最大的一类抗生素，能直接损害肾脏，如链霉素、庆大霉素、妥布霉素、阿米卡星等。并且肾毒性与用药的时间、剂量有关。常于用药后5～7天起病，通常表现为非少尿性肾衰竭。

（2）**β-内酰胺类（如头孢菌素类）：**本身可能并无肾毒性，主要引起过敏性间质性肾炎或其所致急性肾衰竭，这与剂量无关。

（3）**其他：**磺胺类、利福平、万古霉素、两性霉素B等，这些药物对肾损害性质各有不同。

2. **非类固醇抗炎镇痛药** 吲哚美辛、布洛芬、保泰松、萘普生及止痛药如非那西汀、氨基比林、对乙酰氨基酚、安乃近等。可能导致肾乳头坏死或慢性间质性肾炎，在此基础上可能诱发肾实质萎缩和肾皮质纤维化，甚至急性、慢性肾衰竭。

3.**血管转化酶抑制剂**　卡托普利、依那普利等，可表现为过敏性间质性肾炎或肾病综合征。

4.**免疫抑制剂**　环磷酰胺、环孢素A、FK506等均可导致肾损害。

5.**肿瘤化疗药**　顺铂、氨甲喋呤、普卡霉素、丝裂霉素-C、亚硝基脲类、5-氟尿嘧啶等。

6.**抗癫痫药**　三甲双酮、苯妥英钠等。

7.**麻醉剂**　乙醚、甲氧氟烷等。

8.**金属及络合物**　青霉胺、依他酸盐等。

9.**血管造影剂**　各种血管造影剂。

10.**其他**　甲氰米哌、别嘌呤醇、甘露醇、海洛因、低分子右旋糖酐等。

11.**中药**

（1）**植物类中药**：主要为含有马兜铃酸成分的药物（如木通）。其他如益母草、苍耳子、天花粉、马儿铃、荆芥、巴豆、芦荟、铁脚威灵仙、大枫子、山慈姑、曼陀罗花、钻地风、防己、苦参、棉花子及蜡梅根等。

（2）**动物类中药**：斑蝥、鱼胆、海马、蜈蚣及蛇毒等。

（3）**矿物类中药**：含砷类（砒霜、砒石、雄黄、红矾）、含汞类（朱砂、升汞、轻粉）、含铅类（铅丹）和其他矿物类（明矾）等。

四　药物可引起哪些慢性肾脏病

1.**急性肾损伤**　由X线造影剂导致的急性肾功能衰

竭多在造影后48小时内出现；由青霉素类所致过敏反应损害多在用药后24小时内发生肾功能衰竭，病理为急性过敏性间质性肾炎；由磺胺氨基糖苷等肾脏毒性药物所导致的急性肾功能衰竭主要见于用药5~7天后或一次性大剂量用药后24~48小时。这些急性肾损伤部分可完全恢复，另一部分则可发展为慢性肾脏病。

2. **慢性肾小管—间质疾病**　慢性间质性肾炎常由非甾体消炎药以及含马兜铃酸的中草药所引起，用药时间往往长达数月或更久。肾毒性抗生素（氨基糖苷及头孢霉素类）和抗肿瘤药物（如顺铂）等除直接损伤肾小管上皮细胞外，也可引起慢性间质性肾炎；近年来，由卡托普利所致的慢性间质性肾炎也逐步增多；此外，两性霉素B、四环素及部分中药可引起肾小管性酸中毒、范可尼综合征、肾性尿崩症等肾小管疾病。

3. **肾病综合征**　肾病综合征表现为大量蛋白尿、水肿、低蛋白血症、高脂血症等。青霉胺、非甾体消炎药等均可导致肾病综合征。

4. **梗阻性肾损害**　主要由大量磺胺结晶阻塞肾小管引起，肿瘤化疗药物也可引起尿酸结晶阻塞肾小管。

5. **溶血尿毒综合征**　避孕药、环孢素、他克莫司、奎宁等可导致继发溶血尿毒综合征。

五　发生药物相关性肾病后该怎么治疗，其预后如何

1. 立即停用可疑药物并积极治疗并发症。

2. 给予支持治疗，病情危重者及时透析。

3. 由过敏引起肾损害者，若停药后病情在一周内未见缓解，可酌情给予糖皮质激素治疗。

4. 治疗期间避免应用其他可能过敏的药物或肾毒性药物。

大多数患者经过上述处理后，肾损害可迅速或逐渐逆转，通常预后良好。少数处理不及时、高龄、重症患者，或原有慢性肾脏病或可遗留慢性肾功能不全患者，或原有慢性肾功能不全的患者，病情可能进一步加重。

六 药物相关性肾病该怎么预防

1. 预防的关键在于提高对各种药物不良反应的认识。

2. 对以往或近期曾有药物过敏的，应避免应用类似药物。

3. 尽可能选择疗效好、肾毒性副作用小的药物。

4. 如非要应用对肾脏有损害的药物，要严格掌握好用药方法、剂量、疗程，一定要在专业医师指导下应用。

5. 加强合理用药，在用药过程中密切监测肾功能的变化。

6. 能进行药物浓度监测的药物，应监测药物浓度，并根据结果调整药物用量。

（王燕劲）

作者简介

王燕劲

硕士研究生、主治医师，长期从事慢性肾脏病临床防治及研究工作，在肾小球疾病诊治及慢性肾衰竭一体化治疗等方面有专长。

第十九章 | 肥胖相关性肾病

💬 主编寄语

在我国，肥胖相关性肾病还是较少被诊断的慢性肾脏病病种，但随着国人生活方式的变化，肥胖发生率在一定时期内将持续升高，肥胖性肾病也将越来越多见。

随着城市化的发展、国民生活水平的提高和生活方式的改变，肥胖症成了近年来国内外比较常见的疾病。成年人和儿童肥胖的发生率每年都有所增加，肥胖症将是21世纪比较严峻的公共卫生危机之一。我们都知道，胖了容易得糖尿病、高血压等疾病，而大家可能不知道，胖了还会引起肾脏病。2017年3月9日，世界肾脏病日的主题就是"肥胖与肾脏——健康生活方式，维系肾脏健康"。这种既往常发生在富人中的肥胖相关性肾病，现在越来越多地出现在普通老百姓身上，肥胖相关性肾病是导致终末期肾脏病的病因之一，因此要重视该病的危害性。

一 什么是肥胖相关性肾病

通常，临床用体重指数来判断是否肥胖，体重指数=体重（kg）/[身高（m）]²。中国肥胖研究协作组根据国内相关流行病学资料，将体重指数≥28kg/m²、腰围>84cm（男性）、腰围>80cm（女性）定义为肥胖，体重指数在24.0~27.9kg/m²定义为超重。腹型肥胖定义为体重指数≥28kg/m²、内脏脂肪面积>120cm²。欧美国家根据体重指数将肥胖分为3个等级，Ⅰ级: 30.0~24.9kg/m²，Ⅱ级: 35.0~39.9kg/m²，Ⅲ级: >40kg/m²。1974年科学家首次发现严重肥胖患者出现大量蛋白尿，随后对肥胖伴有蛋白尿的患者行肾活检病理检查，发现肾脏的一个极其重要的结构即肾小球发生病变，于是将这种由肥胖引起的肾脏损害统称为肥胖相关性肾病，它是慢性肾脏病的一种。

肥胖为什么会引起慢性肾脏病

那么，肥胖为什么会引起慢性肾脏病呢？目前，肥胖引起肾脏损害的发病机理还未完全清楚，可能是下列多种因素共同作用的结果。

1. **肾脏血流灌注改变** 这是肥胖相关性肾病最主要的发病机理，肥胖使全身液体负荷增加、肾脏负担增大，导致肾脏血流灌注改变，最终导致肾损伤。

2. **胰岛素抵抗** 肥胖患者体内胰岛素需求增加，机体产生过多的胰岛素。而肥胖患者体内胰腺胰岛β细胞对胰岛素不太敏感，产生胰岛素抵抗。胰岛素增多和胰岛素抵抗导致肾小球高压、高灌注和高滤过，肾小球代偿性肥大、硬化，导致肾脏结构和功能的损害。

3. **肾素—血管紧张素—醛固酮系统活化** 这也是导致肾脏损伤的一个重要因素，与其他因素一起打击肾脏，形成恶性循环，最终发展为肥胖相关性肾病。

4. **线粒体功能紊乱**　线粒体是我们身体中一个很重要的制造能量的结构，肥胖人群常常会高脂饮食，带来的后果是有过多的脂质沉积在肾脏里，损伤了肾小球足细胞的线粒体，使得线粒体功能紊乱，从而促进肾小球足细胞的损伤与凋亡。

5. **炎症**　脂肪细胞可释放一系列能导致炎症反应的物质，即炎性因子。这些分泌比较多的炎性因子在肥胖相关性肾病的形成中发挥了复杂而重要的作用，且最终会导致肾脏结构和功能变化。

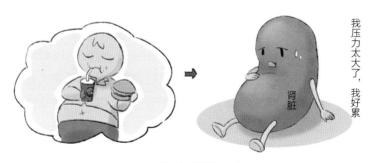

肥胖可导致肥胖性肾脏病

6. **其他**　脂质代谢异常和阻塞性睡眠呼吸暂停综合征也在肥胖相关性肾病的发生发展中起到一定作用。对于腹型肥胖患者，包膜内脂肪紧紧包裹住肾脏，对肾脏施加了强有力的机械压力，进一步加重肾脏的损伤。

 得了肥胖相关性肾病有什么临床表现

肥胖相关性肾病可见于儿童、成人及老年人，其中以男性青壮年多见，大多数患者起病隐匿，早期临床表现常常比较轻微，部分患者无特殊不适而未被察觉，常常在体检时才被无意发现，此时尿检会发现轻中度蛋白尿，无肉眼血尿发作，镜下血尿的比例也较低。大约50%的患者无明显临床症状，24小时尿蛋白含量>3.5g者仅占10.0%，在体重指数≥35的患者中，大量蛋白尿的发生率可达30.8%，可见越肥胖的患者，其尿蛋白量可能越多。肥胖相关性肾病在临床上虽有大量蛋白尿，但低蛋白血症并不明显，很少表现出典型肾病综合征。

四 如何诊断肥胖相关性肾病

那么，如何知道患有肥胖相关性肾病呢？那就是临床表现需达到肥胖标准（我国标准为体重指数≥28），同时尿液检查表现为不同程度的蛋白尿（有轻有重，重者可达大量蛋白尿）伴或不伴少量镜下血尿，部分患者可表现为肾功能不全，但常常不伴低蛋白血症。其次，肾活检病理提示肾小球代偿性肥大、局灶节段肾小球硬化或球性硬化，还要排除其他原发性和继发性肾小球疾病。如果符合了以上这些情况，我们只能抱歉地告诉您，您可能已患有肥胖相关性肾病。如不幸确有此疾病的患者也不必灰心，采取积极有效的治疗，也是可以高质量地生活的。

五 肥胖相关性肾病怎么防治

由于发病机理未完全清楚，到目前为止，肥胖相关性肾病并无特效根治措施。预防肥胖、控制病情的发展是目前肥胖相关性肾病防治的主要策略。

1. **预防肥胖**　预防肥胖是减少肥胖相关性肾病的重要措施。应提倡健康饮食、科学运动，养成良好的生活习惯。

2. **减轻体重**　对于超重或肥胖患者，应调整健康的生活方式，戒烟、戒酒，少摄入脂肪，提倡低热量饮食，增加运动量，适当采用有氧运动、抗阻运动和柔韧性运动。过度肥胖者应避免承重运动，可选择游泳、水中漫步、固定自行车、上肢运动等非承重运动，增加日常活动量，减少久坐行为。必要时在营养师指导下制定科学的个体化饮食和运动方案。当然，只有持之以恒进行生活方式的干预，减轻体重，才有可能从根本上治疗肥胖相关性肾病。

3. **药物治疗**　使用血管紧张素转换酶抑制剂和血管紧张素Ⅱ受体阻滞剂抑制肾素—血管紧张素活性，能控制血压，特别是能改变肾脏的血流动力学，减少肾脏高压、高灌注和高滤过的状态，减少尿蛋白，有助于肾功能的保护，是肥胖相关性肾病首选的治疗药物。当然，由于该类药物也有降血压的作用，所以使用过程中需要严密监测血压，一般情况下建议血压不低于120/70mmHg。此外，提高肥胖患者胰岛素的敏感性、减少胰岛素抵抗是肥胖相关性肾病防治的一个重要基础。目前一般选择双胍类（二甲双胍）和噻唑烷二酮类的胰岛素增敏剂等。由于药物治疗专业性较强，且上述几类药物均有不同程度的不良反应，应尽可能让经验丰富的专业医生来确定处理方案，切忌乱投医。

4. **手术治疗**　对于生活方式干预和药物治疗均不理想的顽固性肥胖患者，选择手术干预也是一个可行的策略，目的主要是通过手术减少机体对摄入物的消化吸收，从而减轻体重。当然，需不需要手术处理，哪种手术方式更适合，这些均同样需要经验丰富的专业外科医生来决定。

六 肥胖相关性肾病的预后怎样

肥胖相关性肾病的病因在于肥胖，一般认为该疾病预后相对比较好。如果体重及时减轻至达标，大部分肾损害都有机会缓解，但如果持续不缓解，据国外研究报道，10年后将近一半的患者会逐渐进入终末期肾脏病。当然，诊断时合并有高血压、糖尿病以及肾脏病理表现严重的患者易于发展至终末期肾脏病。因此，对于肥胖患者，减轻体重有时真的很难，但为了不发展至肥胖相关性肾病，一定要管住嘴，迈开腿，拥有健康。

（冯永民）

作者简介

冯永民

　　硕士研究生、副主任医师，湛江市血液净化质量控制中心秘书，广东省生物医学工程学会血液净化分会常务委员，广东省生物医学工程学会血管通路组常务委员，广东省医院协会血液净化管理分会委员，湛江市医学会肾脏病与血液净化分会委员，长期从事慢性肾脏病临床防治和研究工作，在慢性肾脏病一体化诊治及血液净化治疗方面有专长。

💬 主编寄语

随着人口老年化，老年肾脏病发生率也相应增高，纵使没有罹患典型的老年肾脏病，老化肾脏的抗损伤能力也明显下降，极易诱发急性肾损伤并易于慢性化。

随着社会进步，国人的寿命正在不断延长，年龄≥65岁的老人比例持续增长。根据2010年第六次人口普查，我们国家已经发展到一个老龄化的社会。老龄化是一个全球化的公共卫生问题，老年人发生各种急慢性疾病的机会每年都在增加，而老年肾脏病的发生也不例外，它已成为影响我国老年人群健康的第三大疾病，也成为全球共同关注的重要问题。

一 老年人的肾脏有什么特点

随着年龄的增长，人体各脏器都不可避免地发生衰老，肾脏作为人体内代谢废物排泄的重要器官，可能更容易遭受衰老进程的影响。40岁以后肾小球滤过功能每年约下降1%，75岁以上的健康人约有30%肾小球硬化废弃，肾小管的浓缩和稀释功能不同程度降低。虽然在正常情况下不会有肾脏功能不全的临床表现，但因为肾脏的储备功能已明显下降，老年人在血压波动、心血管功能异常、脱水和肾毒性药物等情况下就很容易诱发急性肾损伤，而且老人发生急性肾损伤后不易完全恢复，而容易转化成慢性肾脏病，肾脏衰老对老年人群的健康状况构成了严重的威胁。

二　老年人慢性肾脏病的分布有什么特点

多年前，人们认为肾小球疾病在老年人中比较少见，常见于中青年人。多年以后，随着人们认知水平的不断提高，特别是肾活检病理检查在临床中的不断深入应用，这一认识发生了重大转变，老年患者出现肾小球疾病越来越常见。老年肾小球疾病谱组成相对于中青年也有它的特殊之处，老年

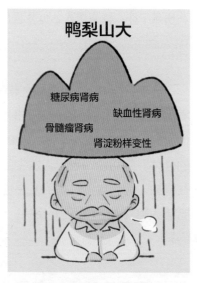

老年人容易罹患的慢性肾脏病

人继发性肾病，如糖尿病肾病、缺血性肾病、骨髓瘤肾病、肾淀粉样变性等明显增加，而原发性肾病中，膜性肾病和新月体性肾炎的发生率相对较青年人高。

老年肾脏病有什么临床特点

水肿、蛋白尿、血尿等是肾脏病患者常见的临床表现。相对于中青年患者，老年肾脏病是否有自己的临床特点呢？有资料报道，50%以上老年肾脏病患者起病之初便存在高血压，以肾病综合征为表现的慢性肾脏病患者也超过50%会发生高血压，而中青年肾脏病综合征患者则很少发生高血压，甚至部分中青年患者还可能出现低血压状态。不同病理类型的老年肾脏病患者发生高血压的概率也不完全相同，老年膜性肾病患者发生高血压的概率较大，而微小病变以及淀粉样变患者高血压的发生率则较低。相对于中青年肾脏病患者，老年肾脏病患者贫血的发生率较高，如出现肾功能受损表现，则贫血症状更突出，老年肾脏病非肾功能受损患者发生

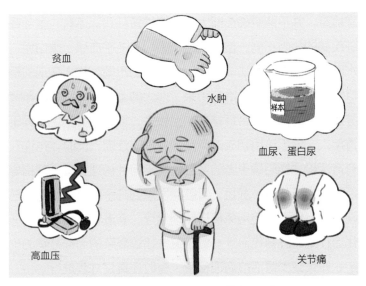

老年肾脏病患者的临床特点

贫血的原因主要有营养摄取吸收不足、肝脏合成蛋白不及中青年患者，但人们常常会忽略，正常肾脏老化也是导致贫血的重要原因之一。另外，慢性肾脏病患者肾功能受损后常常会出现多处关节痛、骨痛等，这是由于肾功能受损后，体内调节骨代谢的指标如血钙、血磷、甲状旁腺激素异常所致。但对于老年肾脏病患者，除了上述原因，老年人骨质的退行性病变、骨质疏松，也就是人们所说的"骨头老化"，也是导致关节痛、骨痛的重要原因之一。

四 老年肾脏病患者肾活检的必要性和安全问题

医生常常建议老年肾脏病患者行肾活检病理检查，这一点有时让患者及家属难以理解。其实，尽管不同年龄阶段患者肾脏病的病理类型有倾向性，但仅凭临床表现和相关实验室检查，并不能明确诊断大部分慢性肾脏病。还有，虽然肾脏疾病的病因不同，但是其临床表现无外乎血尿、蛋白尿、水肿、高血压、肾功能异常等，病因的不同与临床表现的相似给临床医生的诊断治疗带来了很大的困扰。特别是老年肾脏病常见的肾病综合征继发的比较多，且病理类型也有异于青年人，该不该用相应的免疫抑制剂治疗呢？此时，也许只有肾活检才能明确患者的肾脏病属于何种病理类型，并指导治疗和判断预后。况且，肾脏病发展到几乎所有肾小球均已硬化时，也不宜使用免疫抑制剂治疗，需进行延缓肾功能恶化治疗或肾脏替代治疗。对于这些错综复杂的治疗方案的确定，如果缺少肾活检病理检查，有时还真是寸步难行。

老年患者进行肾活检最大的顾虑是发生并发症。肾活检有一定创伤性，患者家属往往不愿冒风险同意配合肾脏穿刺活检，更倾向于接受保守对症治疗或经验性治疗，其实，这样会错失治疗机会或因使用药物不当而出现一定的并发症。在国外，急性肾损伤的高龄患者（年龄≥85岁）也曾有行肾活检的报道，因此，我们医生和患者家属应该积极面对现实，明确肾穿刺带来的创伤和获益，如获益明显大于风险时，肾穿可能是有必要的。因此，有适应证无禁忌证的老年肾脏病患者，只要按照"临床技术要求规范"，肾活检应该是相对安全、可行的。

五 老年肾脏病如何防治

老年慢性肾脏病的治疗原则与中青年患者基本相同，但因伴发疾病较多，临床防治策略制定也相对复杂。比如前面所述的老年慢性肾脏疾病患者出现的关节痛、骨痛，既有因钙、磷代谢紊乱等导致的骨病，同时骨质的退行性病变、骨质疏松也参与骨痛的发生，所以在药物治疗上，医生会有所兼顾。另外需要提醒的是，老年人对药物代谢减慢，容易出现各种不良反应，因此治疗药物的初始剂量会从小剂量开始，逐步增加到有效剂量，切忌不遵医嘱用药。

老年慢性肾脏病发展到尿毒症后的治疗方案需要综合考虑。由于伴随基础疾病较多、预期寿命较青年人群短，存在相对复杂的非医疗因素影响，需要权衡该类肾脏病患者采用透析治疗还是保守治疗。现有的医疗技术水平表明，高龄不再是透析的禁忌证，部分发达国家老年终末期肾脏病患者已逐渐从保守治疗转变为透析治疗。无论选择哪种治疗方式，老年肾脏病患者生活质量的改善最为重要，专业肾脏病医生会从老年患者各器官的功能状况、社会支持、治疗负担和预后等多方面进行评估，从而采取适合的治疗方案。作为老年终末期肾脏病患者本人，特别是患者家属，应积极和专业肾脏病医生沟通，共同参与制定其治疗方案，及时反馈患者的病情变化。

六 老年肾脏病预后如何

由于老年人病理生理特点以及有全身各系统疾病并存的可能，老年肾脏病患者一般病情较重，病程迁延预后相对较差。早期发现、及时治疗是关键，蛋白尿是重要的信号，一旦发现，一定要积极处理，不要因为年龄等因素而丧失治疗时机，进入尿毒症期。但即使进入尿毒症期，目前的透析治疗技术也已成熟，依靠透析也能获得比较好的生活质量。

（冯永民）

作者简介

冯永民

硕士研究生、副主任医师，湛江市血液净化质量控制中心秘书，广东省生物医学工程学会血液净化分会常务委员，广东省生物医学工程学会血管通路组常务委员，广东省医院协会血液净化管理分会委员，湛江市医学会肾脏病与血液净化分会委员，长期从事慢性肾脏病临床防治和研究工作，在慢性肾脏病一体化诊治及血液净化治疗方面有专长。

中篇

诊治篇

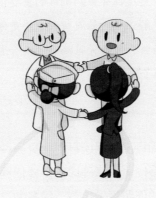

第二十一章

怎样正确留取尿液标本

💬 **主编寄语**

> 尿液检查是筛查泌尿系统甚至全身多种疾病最简单而又经济的方法，是慢性肾脏病确诊的重要依据以及病情监控重要工具。了解正确的尿液留取方法是保证尿检结果客观正确的前提条件，慢性肾脏病患者及普通民众均需要对此问题有一定的了解。

尿液检查是筛查泌尿系统甚至全身多种疾病最简单而又经济的方法，是慢性肾脏病确诊的重要依据以及病情监控的重要工具。对于如何留尿做检查，很多做过尿检的人可能会说，那还不简单，把尿装到干净容器中交给医护人员不就行了吗？甚至有些人会因为工作忙或者行动不方便，在家随便找一容器留尿后由家人带去医院检查。事实上，留尿检查并非这么简单，也有不少讲究。而且，根据不同的检查目的，有时还要采取不同的留尿方法，否则会影响检测结果，延误病情或误诊疾病。

首先，我们先要明确几个概念。很多人分不清晨尿和夜尿，前者指清晨五六点钟起来排去夜尿后，过一两个小时再留取的尿液；后者指憋了一宿，起床之后的第一泡尿。而随机尿是指留取任何时间的尿液，适用于门诊、急诊患者，但随机尿不等于随意尿。中段尿是指开始的一段尿和最后的一段尿都不要，留取中间的一段尿送检，无论留取晨尿、夜尿，还是随机尿，均要求留取中段尿。

一般来说，普通尿液检查最好是用晨尿，理由很简单，尿常规检查只是定性的检查方法，清晨人们的身体基础状态平稳，受食物、药物的干扰因素小，且清晨第1次排出的尿液较浓缩，可提高阳性检出率。而夜尿已在膀胱内储存了一夜，可能会有细菌滋生，红细胞的形态也会发生改变，因此，夜尿往往不能正确反映尿液的真实情况。而晨尿没有污染，细胞形态正常，化验结果会比较真实。

另外，尿液检查必须用清洁容器留取新鲜尿液及时检查，否则某些化学成分或有形成分可能会被破坏，如葡萄糖分解、管形破坏、细胞溶解等，影响尿液检测结果。

下面分别讲述常见的尿液检查标本的留取方法及检查意义。

一 尿常规

尿液常规检查是"三大常规"之一，无须抽血，常不要求空腹，费用便宜，检查很快出结果，能发现早期肾损害（蛋白尿、血尿），能够快速发现泌尿系感染，能判定各种肾脏病的治疗效果以及有无复发等。尿常规还可以发现尿中是否有糖、胆红素和酮体等，有助于糖尿病、黄疸以及酮症等疾病的诊断及鉴别诊断。因此，尿常规检查非常重要，而正确留取尿液标本更是重中之重。

尿常规检查，首选晨尿中段尿，至少留取10ml，最好半小时内送检，不建议超过2小时，必须要保存时应放置在冰箱冷藏。在留尿时，特别是女性，一定要先清洁外阴，以防止尿中误混入白带等分泌物，因为白带内含有蛋白质、白细胞，甚至有些还有红细胞，混入白带会影响尿的检查结果，导致医生误诊。应避开月经期，尽可能避免在月经来潮前后1周内进行检查，以防止阴道分泌物混入尿液，影响结果判断，尤其是检查尿中红细胞时，如果在月经前、后进行检测，会造成尿中有大量红细胞的假象。

二 尿培养及药敏试验

尿培养是对尿液里的细菌、真菌或结核菌进行培养的检查方法，是诊断尿路感染的重要指标，医生可根据病原学结果及药敏试验准确应用抗菌药物。通常建议留取晨尿或憋尿4~6小时后的随机尿。留取前，先要到医院领取无菌容器，清洗外阴或尿道口后，留取清洁中段尿10ml于无菌容器中，已经使用抗生素的患者需停用抗生素至少3天，拟使用抗生素的患者需先留取尿标本后再使用。留取成功后标本应立即送检。

三 24小时尿液检查

尿蛋白定量以及尿电解质、尿酸排泄率等检验需要留取24小时的全部尿液。24小时留尿基本步骤如下：当日晨起后将第1次尿弃去，至第2天的同一时间点将第1次尿留存，期间的全部尿液留存在同一清洁容器中，混匀记总量后取10～50ml送检。24小时尿液检查不得与其他尿液检查在同一日进行，留尿期间要求正常饮食、饮水，勿暴饮暴食。须特别注意的是，从第1次尿液开始，收集夜尿的容器中应加入防腐剂，如未能及时送检，需放入冰箱冷藏。

24小时尿液定量检查，是定量检查尿中某些成分的总量，如尿蛋白定量等，对协助慢性肾脏病的诊断，评估病情及判断预后具有重要意义。

四 尿微量白蛋白及尿蛋白肌酐比率测定

尿蛋白定量检查，最理想的方法是留取24小时尿液，但因为24小时尿液留取困难，实际操作中受到一定的限制，随机尿测定是目前最常用、最易行的方法。常留取任意时刻的随机尿液10ml，测定尿白蛋白浓度。如检测尿蛋白肌酐比率，须同时检测血肌酐水平，然后计算其比率。

五 尿三杯试验

尿三杯试验可粗略了解血尿产生的部位，常用于患者有肉眼血尿或尿常规检查有大量的红细胞，而又无法判断红细胞来源时。留尿基本方法如下：取3个清洁玻璃杯，清晨第1次排尿时，把一次尿分为3段排，分别排入3个尿杯中，第1杯约10ml，其余大部分排于第2杯，第3杯约10ml。标记好顺序，送检。急诊检查可随时如上法留取标本。如第1杯

（即前段）含血液，表示病变在尿道。如第3杯（即后段）含血液，表示病变部位在后尿道、前列腺、膀胱底部等。如3杯尿均有血液表示病变在膀胱以上。

六 尿沉渣红细胞定量及分类

用于检测尿中红细胞的多少和形态。判断红细胞来源于肾小球或者肾小球以外。尿留取基本方法如下：新鲜晨尿或随机尿，留取中段尿30~50ml，装入清洁容器如尿杯等送检。女性经期前后3天尽量不要留取标本，男性应避免精液、前列腺液污染标本。留取标本后建议1小时内送检。

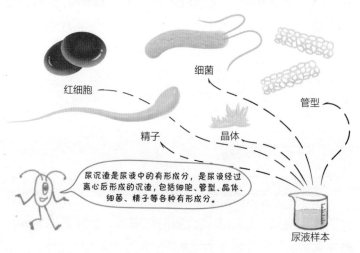

红细胞

细菌

管型

精子

晶体

尿沉渣是尿液中的有形成分，是尿液经过离心后形成的沉渣，包括细胞、管型、晶体、细菌、精子等各种有形成分。

尿液样本

尿沉渣有些什么

七 尿液本周氏蛋白及特异性抗体κ、λ轻链检查

留取基本方法：选择新鲜晨尿或随机尿，取中段尿30～50ml，装入清洁容器如尿杯中送检。用于诊断轻链沉积病、多发性骨髓瘤或淀粉样变性等。

除了上文介绍的比较常见的尿液检查项目之外，还有一些特殊检查项目，其尿液留取方法也有一些特殊要求，病友及家属在不明白时，一定要向医生护士或检验师问清楚，切实弄明白尿液留取方式，并遵医嘱严格执行，确保尿标本合格，这样才能得出比较客观的检查结果。

（王吉萍）

作者简介

王吉萍

副主任医师、医学硕士，广东省医师协会肾病分会委员，广东省医学会血液净化分会委员，湛江市医学会肾脏病与血液净化学会委员，广东省农垦中心医院肾内科副主任，血液净化科主任，长期从事慢性肾脏病临床防治及研究工作，在急慢性肾衰竭，血液净化方面有较深入研究。

第二十二章

什么情况下需要进行肾穿刺活检

💬 **主编寄语**

　　肾穿刺病理活检对慢性肾脏病的诊断及病情的评估极端重要，是医生对患者用药治疗的重要依据，是血检、尿检，甚至昂贵的CT或磁共振等检查也不能完全替代的。当前在B超引导下进行肾穿刺活检术已经是一门相当成熟的技术，广大慢性肾脏病疑似或确诊患者均应在医生的指导下利用该项技术协助判断病情，并指导治疗。

　　目前临床中应用最广的是在B超引导下的经皮肾穿刺活检术，就是通过自动活检装置，在B超引导下，经皮肤刺入人体，达到肾脏后，取1~3条肾组织（通常取2条）送病理检查。肾活检的意义包括以下几个方面。

　　1. 明确肾脏病理变化和病理类型，并结合临床表现做出疾病临床诊断和鉴别诊断。

　　2. 根据病理变化、病理类型和严重程度指导临床治疗。

　　3. 根据病理变化、病理类型帮助判断患者的预后。

　　4. 通过重复肾活检，了解患者肾脏疾病变化情况，判断治疗方案的正确与否。

总之，肾穿刺活检对慢性肾脏病的诊治意义重大。

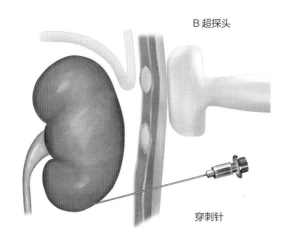

B 超探头

穿刺针

经皮肾穿刺活检术示意图

一　慢性肾脏病患者什么情况下需要接受肾穿刺活检术

对于不明原因的尿检异常，特别是有持续蛋白尿和/或肾小球性血尿的患者，不明原因的肾功能不全以及不明原因的移植肾功能改变的患者，都应考虑进行肾穿刺活检。对于临床怀疑为急进性肾炎综合征或其他快速进展的肾脏病患者，即使存在一定的相对禁忌证，也应尽量纠正，创造条件尽早行肾穿刺活检，否则将导致病情的延误。对于血尿患者，如果不能排除是肾小球疾病所引起，最好做肾穿刺活检，特别是血尿合并蛋白尿和/或白细胞尿的患者，都应该考虑行肾穿刺活检，只有间断或微量的镜下血尿患者，可以先密切观察一段时间再确定。对于肾功能不全的患者，如果血清肌酐不太高，而且肾脏没有明显萎缩的话，也应考虑进行肾穿刺活检，但穿刺的风险要大一些。除此之外，一些慢性肾脏病患者在经过一段时间治疗之后，如病情改善达不到预期或者需要依靠肾脏病理来判断病情变化，也应在医生的建议下接受肾穿刺活检。

二 什么情况下禁忌进行肾穿刺活检

肾穿刺活检作为一项有创性的检查，存在一定的风险，每个有适应证的患者选择是否接受肾穿刺活检都是一次权衡利弊的过程。有些患者是不能行肾穿刺活检的，主要包括：①有明显出血倾向，比如血小板低和凝血功能差；②孤立肾；③泌尿系感染；④因精神疾病不能配合；⑤重度高血压；⑥穿刺部位有肿瘤生长；⑦心力衰竭、休克；⑧妊娠等。

三 肾穿刺活检有什么并发症

有很多人担心肾穿刺活检会对肾脏有很大的损伤。其实不然，每次肾活检取的肾标本一般只有20~30个肾小球，最多也不会超过50个肾小球，而每个人共有约200万个肾小球，所以肾穿刺活检对肾功能的影响几乎可以忽略不计，更不会影响以后的生育功能。但肾穿刺活检也有其本身的风险。首先是出血，大部分患者都会有少量出血，一般是镜下血尿，而真正发生肉眼血尿的，约占<5%，一般几天后可

以消退，那些出血到导致血色素下降、血压下降，甚至需要介入手术血管栓塞或外科手术处理的，只占极少数；部分患者可发生肾脏血肿，绝大多数是小血肿，可以自行吸收，大血肿约占2%。一般来讲，只要血压稳定，大血肿大多能在3个月内自行吸收。其他如动静脉瘘等更为少见。理论上，肾穿刺活检还可导致感染、误穿其他脏器等并发症，但随着穿刺技术进步，现已几乎见不到。

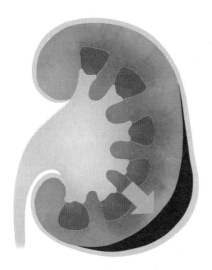

肾脏小血肿是肾穿刺活检的常见并发症

四　接受肾穿刺活检术前及术后的注意事项

基于以上介绍的并发症，进行肾穿刺活检时需要住院，术前也需要进行相关术前准备，如常规检查凝血功能、肾功能、血常规与血型、泌尿系彩超、尿常规等；还需保持血压稳定，一般要求将血压降至140/90mmHg以下；穿刺前2～3天，患者须停用各种抗凝药和血小板抑制剂、疏通血管药物等影响凝血功能的药物；患者要简单了解肾穿刺的必要性及操作过程，并签署手术知情同意书；穿刺前患者还要练习憋气，练习在床上以平卧状态大小便，以免患者穿刺后无法排尿、排便。

行肾穿刺活检后，局部需要用手按压或者沙袋加压穿刺部位，要绝对卧床休息，观察6～8小时，术后24小时内也要以卧床休息为主，避免剧烈运动。

总的来说，B超引导下肾穿刺活检术已经是一门相当成熟的技术，大家要正确认识它，并在医生的指引下利用该项技术来协助病情的判断。

（黄雷招）

 作者简介

黄雷招

硕士、主治医师，湛江市医学会肾脏病分会委员，长期从事慢性肾脏病临床防治及研究工作，在肾小球疾病诊治及慢性肾衰竭一体化治疗等方面有专长。

第二十三章

怎样自我筛查慢性肾脏病

💬 **主编寄语**

对慢性肾脏病早诊断、早干预非常重要。但由于慢性肾脏病早期往往无明显的症状，常未能及时被发现，导致部分患者较快发展到肾衰竭。民众应提高警惕，了解慢性肾脏病的易感因素，及时发现慢性肾脏病的早期症状，这对防止慢性肾脏病发展至尿毒症意义重大。

慢性肾脏病早期往往无明显的症状，以至于未能及时被发现并进行干预，导致部分患者较快发展到肾衰竭，除了给自身健康造成严重的危害，也给家庭和社会带来沉重的负担。因此，早期筛查对于慢性肾脏病防治来说意义重大。

一 为什么要进行慢性肾脏病筛查

慢性肾脏病的主要结局是发展到慢性肾衰竭，甚至尿毒症。但不是每个慢性肾脏病患者都会发展到肾衰竭，如若及早去除慢性肾脏病原发病因素和/或加重因素的影响，及时进行有效干预，可延缓慢性肾脏病的发展，甚至终生不发展

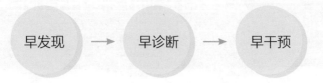

至尿毒症，所以对慢性肾脏病早发现、早诊断、早干预非常重要。要做到这一点，早期自我筛查是必不可少的。

二 怎样才能及早发现慢性肾脏病

要想及早发现慢性肾脏病，就必须知道慢性肾脏病有哪些"征兆"或"预警"，即慢性肾脏病出现的一些线索，具体地说，就是慢性肾脏病致病因素、加重因素和早期症状。

1. 了解慢性肾脏病的病因　慢性肾脏病的病因除了免疫因素所致的原发性与继发性肾小球肾炎外，还主要包括糖尿病、高血压、泌尿系感染、高尿酸、泌尿系结石、肾脏先天畸形以及长期服用肾毒药物等等。

2. 了解慢性肾脏病的易患及加重因素　慢性肾脏病的易患及加重因素很多，其中有些因素可使人容易罹患慢性肾脏病，如衰老、慢性肾脏病家族史等；有些因素可使慢性肾脏病病情加重，如高血压和高血糖未得到控制、严重蛋白尿、腹泻、呕吐、心力衰竭、高脂血症、高钙血症、高尿酸血症、吸烟、高蛋白饮食等。以上有些致病或加重因素还是慢性肾脏病的结果，可反过来促进慢性肾脏病的进展，形成恶性循环，如蛋白尿、营养不良、贫血、心力衰竭、高尿酸血症等。

3．**熟悉慢性肾脏病的早期症状** 熟悉慢性肾脏病的早期症状是早期发现慢性肾脏病的重要途径，慢性肾脏病常见的早期症状如下所示。

（1）**水肿：**轻度水肿为清晨眼睑肿胀或会阴水肿，或长时间坐或站立时足背水肿，严重时可出现全身明显水肿，甚至出现胸腔积液、腹水。

（2）**尿色改变或尿多泡沫：**正常尿色为淡黄色，如尿为红色或洗肉水色，多提示血尿，如排尿泡沫多、细密，经久不散，则可能是蛋白尿。

（3）**夜尿增多：**正常成人夜间（晚上8时至次日8时）排尿2～3次，总夜尿量平均约500ml（300～800ml），夜间尿量约为全天尿量的1/3，若夜尿量超过或等于白天尿量，或者每晚夜尿量超过750ml，即为夜尿增多。慢性肾衰竭中后期患者可出现夜尿增多。

（4）**血压升高：**部分高血压，特别是青年时期发生的高血压，有可能是肾脏病引起的，称为肾性高血压，是罹患慢性肾脏病后因一系列病理生理变化导致的血压升高，大多数慢性肾脏病在早期、中期及晚期均可出现高血压的重要表现。

（5）**排尿困难及尿潴留：**是指膀胱尿存量增多，但尿排不出，多发现于下尿路梗阻引起的慢性肾脏病患者。

（6）**尿频、尿急、尿痛：**尿频是指单位时间内排尿次数超过正常范围，正常成人日间平均排尿4～6次，夜间就寝后0～2次，超过这个范围即为尿频；尿急是指尿一来就要立即排尿的症状；尿痛是指排尿时尿道或下腹部或会阴部疼痛。尿频、尿急、尿痛说明尿路反复出现感染，可导致慢性肾脏结构受损而发生慢性肾脏病。

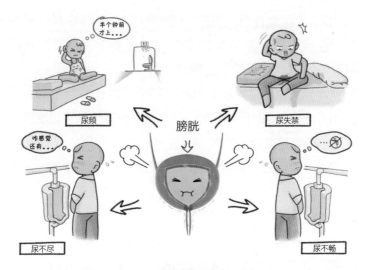

尿潴留与尿失禁

（7）少尿与无尿：少尿是指每天的尿量少于400ml，无尿是指每天的尿量少于100ml，慢性肾脏病多在终末期才会出现少尿或无尿症状。

如果存在以上慢性肾脏病的病因或加重因素，或者存在上述一种或多种症状，就有可能罹患慢性肾脏病，需要到医院就诊检查。首先可做一些基本的检查，如尿常规、肾功能、泌尿系影像学检查等。若尿常规发现白细胞、红细胞超过正常范围，和/或尿蛋白、尿潜血阳性，或影像学检查异常，或肾功能降低达到一定程度，3个月后复查仍为同样结果，即可明确为慢性肾脏病，这时需要转肾脏病专科就诊。对于一时不能确定的，需要有计划地定期检查，以便及早发现肾脏病变。当明确存在慢性肾脏病后，还要进一步鉴别是肾小球疾病，还是肾小管间质疾病，从而尽可能通过针对性检查明确慢性肾脏病的病因，因为部分慢性肾脏病的病因，如系统性红斑狼疮、血管炎、感染性心内膜炎、过敏性紫癜和尿路梗阻等，通过病因治疗后可以达到缓解或延缓病情进展。

三 慢性肾脏病常用的检查方法有哪些

1. **尿液检查** 尿常规包含丰富的临床指标，包括蛋白尿、血尿、管型和感染性指标等。蛋白尿外观可见尿泡沫增多，尿常规尿蛋白呈阳性；血尿可分为肉眼血尿和镜下血尿，肉眼血尿外观呈洗肉水样，尿常规可见大量红细胞；镜下血尿外观尿色清，但镜检时每高倍视野红细胞≥3个。出现蛋白尿、血尿和管型尿常提示可能存在慢性肾脏病，需要进一步的检查鉴别。

2. **肾功能检查** 肾功能检查又分肾小球功能检查和肾小管功能检查，肾小球功能亦即肾小球滤过率，一般通过检测内生肌酐清除率来实现，内生肌酐清除率是一项较为简便而准确的肾小球功能评价指标，内生肌酐清除率越低，提示肾功能越差。肾小管功能检查包括近端小管功能检测和远端小管功能检测，前者包括葡萄糖最大重吸收量测定、尿氨基酸测定、尿溶菌酶及N-乙酰β-D-氨基葡萄糖苷酶测定、β_2-微球蛋白测定；后者包括尿比重和尿渗透压测定、自由水清除率测定、尿浓缩稀释试验等。慢性肾脏病确诊后，肾功能检查是评价慢性肾脏病的严重程度、进展速度和判断预后的主要手段。

3. **血液生化检查** 血液生化检查的项目包括血浆蛋白、肾功能、血浆酶类、糖类、脂类、电解质和酸碱指标，是一组比较全面评价身体内环境的指标，是评价慢性肾脏病患者的营养状况、肝肾功能、血糖和血脂的高低以及电解质和酸碱平衡情况的主要方法，可间接评价肾功能状况及其影响因素。尿素氮、肌酐超过正常范围越高，提示肾功能越差。

4. **免疫功能检查** 包括免疫球蛋白测定、血清补体测定和自身抗体系列测定等，是诊断伴有肾损害的自身免疫性疾病、判断其活动情况和指导临床治疗的重要手段。

5. **影像学检查** 包括超声、X线、CT和磁共振等，是观察肾的形态、尿路形态、泌尿系结石和肾脏血管病变的重要手段，是寻找慢性肾脏病病因和加重因素的重要方法。

6. **肾穿刺活组织检查** 在第二十二章已对此进行详细描述。通过肾活检，可以明确慢性肾脏病的病因和病理类型，在明确诊断、拟定治疗方案和进行预后评价等方面具有重要的价值。

以上是慢性肾脏病的一些常见的检查，读者可以根据自己实际情况（症状、体征和易患因素）选择适合的检查。若条件允许，定期（每年或每半年）做尿常规、肾功能和泌尿系影像学检查，这对于早期发现慢性肾脏病是非常有益的。

四　慢性肾脏病自我筛查流程图

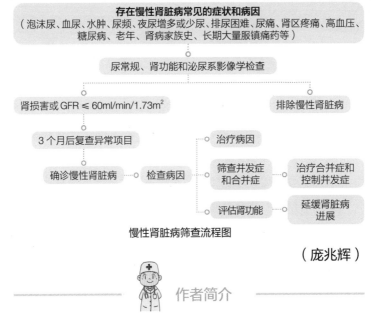

存在慢性肾脏病常见的症状和病因
（泡沫尿、血尿、水肿、尿频、夜尿增多或少尿、排尿困难、尿痛、肾区疼痛、高血压、糖尿病、老年、肾病家族史、长期大量服镇痛药等）

尿常规、肾功能和泌尿系影像学检查

肾损害或 GFR ≤ 60ml/min/1.73m^2　　　　排除慢性肾脏病

3 个月后复查异常项目　　治疗病因

确诊慢性肾脏病 ⟶ 检查病因 ⟶ 筛查并发症和合并症 ⟶ 治疗合并症和控制并发症

评估肾功能 ⟶ 延缓肾脏病进展

慢性肾脏病筛查流程图

（庞兆辉）

―――――― 作者简介 ――――――

庞兆辉

　　副主任医师，湛江市第四人民医院副院长，广东省医院协会血液净化中心管理专业委员会第三届委员会委员，湛江市医学会肾病及血液净化分会第三届专业委员会常务委员，湛江市医学会脑心同治分会第一届专业委员会副主任委员，湛江市医院协会第一届医院质量与安全管理专业委员会常务委员，湛江市医院协会第三届药事管理专业委员会常务委员，湛江市医院协会第三届医务管理专业委员会常务委员，湛江市医院协会第三届理事会理事，湛江市医学会精准医学和分子诊断学分会第一届专业委员会委员。

第二十四章 什么情况下提示慢性肾脏病活动

💬 **主编寄语**

慢性肾脏病多数是终身性疾病，不少慢性肾脏病病情呈缓解和发作相交替，而病情活动是导致慢性肾脏持续进展的重要原因，为了能使肾功能在有生之年都维持得稳定，病友们需要学会对病情进行自我管理，及早发现慢性肾脏病病情活动的征象。

一般而言，慢性肾脏病患者24小时尿蛋白<0.3g，血压正常，肾功能正常且稳定，可以称为"肾脏病完全缓解"，说明肾脏病控制得很好，但这种情况并不是说肾脏病就"完全治愈"或"断根"了，还有可能会出现肾脏病的活动，病友们要及时发现肾脏病进展的一些预警信号，尽早干预，才能延缓肾功能的衰竭。那么，哪些情况可能提示肾脏病活动呢？

一 水肿

早晨起床后颜面部或眼睑水肿，严重时，脚踝内侧、小腿、腰骶部等都会水肿，用手指按压后有明显凹陷，久久不能平复，这是肾病活动最常见的症状之一。

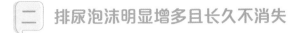

二 排尿泡沫明显增多且长久不消失

　　慢性肾脏病患者需要经常观察自己的尿液，尤其是早晨起床后的第一次尿，如果出现排尿泡沫增多，一般情况下表明尿液中的蛋白质较多，需要复查尿常规、尿蛋白定量、尿蛋白肌酐比等检查。慢性肾脏病一般要求24小时尿蛋白控制在<1g（更严格的是要<0.3g），如果本来控制稳定的尿蛋白突然增多，就要引起重视了，说明患者病情可能有变化，而持续大量蛋白尿提示病情持续活动。研究表明尿蛋白增多是慢性肾脏病进展的独立危险因素。

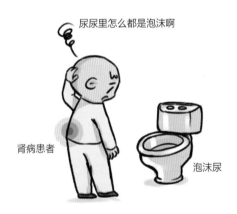

排泡沫尿提示有蛋白尿可能

三 尿色改变

　　正常尿液为淡黄色，色泽透明，如果尿液呈浓茶色、酱油色、洗肉水样等，则提示血尿的可能性大，需要检查尿常规、尿红细胞形态等明确，出现血尿或者血尿加剧，也是病情活动的重要征象。

四 血肌酐明显升高

血清肌酐是我们评估肾功能最常用的一个客观指标，肌酐是肌肉代谢的产物，是一种毒素，主要靠肾脏清除，如果肾脏排泄功能下降，肌酐排出减少，就会引起肌酐在体内堆积，血清肌酐就会升高。如果慢性肾脏病患者血肌酐在短期内明显升高，就要引起注意了，可能提示肾脏病变活动或预示慢性肾脏病快速进展，需要及早明确引起血肌酐升高的原因。尤其注意排查近期是否有过感染、劳累、服用或接触肾毒性药物（如化疗药、质子泵抑制剂、镇痛药、抗菌药、农药、重金属等）的病史，尽早干预。

五 血压升高

有些慢性肾脏病患者本来正常的血压近期出现升高，或本来可以通过服用降压药物控制平稳的血压出现明显升高，都有可能提示肾脏病的活动。肾脏是调节血压最重要的器官，反过来说，血压高也可能是肾脏出了问题。慢性肾脏病早期，大约有一半的人血压会高；到了肾脏病晚期，几乎所有的患者都会发生高血压。因此，血压也是监测慢性肾脏病病情活动以及进展的重要指标。高血压是慢性肾脏病进展的独立危险因素之一，对于慢性肾脏病的患者，血压应控制在130/80mmHg以下。

六　发生贫血或贫血加重

如果慢性肾脏病患者突然出现面色苍白、头晕等症状，可能提示出现贫血症状。肾脏可产生一种叫"促红细胞生成素"的激素，这种激素能够促进骨髓造血，当肾脏出现问题，这种激素分泌减少，就会导致人贫血，出现面色苍白、口唇及指甲盖没有血色、头晕乏力、容易累等症状。如果病友们出现贫血或者贫血突然加重，一定要到医院检查血常规和肾功能，以便及早发现病情活动或病情进展。

七　尿量骤减

正常人的每日平均尿量是1 500ml，每天小便4~8次，如果没有出现发热、大量出汗、大量限水等情况，而尿量却骤减，须及时就诊，因为尿量骤减常常是病情活动的重要指征。

八　夜尿增多

一般正常人夜间小便次数不超过2次，夜尿增多就是夜间的小便次数增加，且夜间的排尿量大于全天尿量的一半。夜尿多的原因有很多种，最常见的生理性的夜尿增多，就是由于睡前的大量饮水，导致夜里起夜次数增加，排尿量增加，这属于一种正常现象。如果不是这种情况，而夜尿明显增加，可能与肾小管浓缩功能下降有关，是肾脏功能不良的早期征兆，提示慢性肾脏病病情进展。

如果慢性肾脏病患者出现以上8种情况中的一种或多种情况，就要提高警惕，及时到医院就诊，检查尿常规、肾功能、血常规等项目。当出现血尿、蛋白尿排泄增加、血压升高、血肌酐上升这些表现，可能预示着肾脏病的活动，及早发现病情变化、调整治疗方案，以延缓慢性肾脏病的进展。

（安　宁）

作者简介

安　宁

博士、主治医师，长期从事慢性肾脏病临床防治及研究工作，在肾小球疾病诊治及慢性肾衰竭一体化治疗等方面有专长。

第二十五章

怎样正确看待慢性肾脏病患者的腰痛

💬 主编寄语

　　大多数的慢性肾脏病并不会引起腰痛，只有极少数的慢性肾脏病会引起腰痛。因此，出现腰痛就意味着患上慢性肾脏病的说法是错误的，没有出现腰痛就意味着不会有慢性肾脏病的说法也是错误的。

　　老百姓历来就有"腰主肾"这样的说法，因此常常会有慢性肾脏病患者说感觉腰痛，并怀疑腰痛是由于肾脏病引起的。那么，肾脏病究竟会不会引起腰痛呢？

一 肾脏病其实并不爱喊痛

　　我们的双肾内部是没有痛觉神经的，因此，肾脏里面即便是发生非常严重的病变，我们也感觉不到痛！所以肾脏病常常被称为"沉默的杀手"，如慢性肾小球肾炎、肾病综合征、糖尿病肾病、高血压肾病、狼疮性肾炎这些常见的慢性肾脏病都不会引起腰痛。这也是为什么不少患有慢性肾脏病的人，如果不体检，可能根本不知道自己已经患病。肾脏病患者如果不复查，常也不知道病情什么时候加重，有的患者甚至初次就诊就被诊断为"尿毒症"。所以，肾脏其实根本就不爱喊"痛"！

二 为什么慢性肾脏病患者老是喊腰痛

其实，腰痛在普通人群中很普遍，由于慢性肾脏病患者常常不爱活动，因此腰痛发生率更高。再加上得知自己有肾脏病后，患者总是很敏感，在"腰主肾"传统认识的暗示下，就更容易感觉腰酸、腰痛。门诊肾内科医生常常会面对不少因为"腰痛"前来看病的患者，其中大部分腰痛患者在经过检查后发现，并不是他们认为的肾脏疾病。

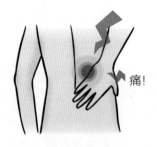

慢性肾脏病患者腰痛并不一定由肾脏直接引起

三 腰痛常见原因有哪些

其实，骨科相关疾病才是引起腰痛最常见的原因，表现为酸胀痛，如腰肌劳损、腰椎间盘突出、骨质疏松等。其中又以腰肌劳损最为常见，往往与长久保持一个体位，腰肌劳累有关，见于长期伏案工作的人群，伴有不良的坐姿习惯。如果腰痛同时还伴有下肢的麻痛，有可能是腰椎间盘突出症引起，这种情况可以通过拍X线、CT、磁共振等检查明确诊断。另外，骨质疏松也可以引起腰背部疼痛。像绝经以后的妇女、中老年人都是骨质疏松的高危人群。我们的病友如果长期服用激素，也可以引起骨质疏松，导致腰酸背痛。另外，慢性肾脏病的中后期患者，由于慢性肾脏病继发了骨骼的病变，也可引起与慢性肾脏疾病本身相关的腰痛，但这也不是"肾痛"，而是"骨痛"。

当然也有部分腰痛是由泌尿系统的疾病引起的。虽然肾脏里面没有痛觉神经，但包在肾脏外面的被膜、输尿管等部位有痛觉神经，因此，泌尿系结石、泌尿系感染、肾脏的囊肿和肿瘤、急性肾炎使肾体积增大的这些原因，刺激、牵拉这些痛觉神经，也可以产生腰痛。泌尿系结石所导致的腰痛大多很剧烈，而且多向大腿内侧放射，严重时会伴有大汗及恶心的症状。泌尿系感染的腰痛多为一侧，此外，还伴有发热、肾区叩击疼痛、血尿、尿频、尿急、尿痛等症状。这些情况都可以通过如泌尿系超声、CT、尿常规等检查确诊。

四　慢性肾脏病患者该如何对待腰痛

已经处于病情稳定期的肾脏病患者一般不会出现腰痛。如果有，多半不是肾脏病引起的。肾脏病引起的腰痛常见于泌尿系结石、感染等一些急性的情况，这些急性情况可以通过复查尿常规、肌酐、肾脏B超检查出来，应及时治疗。

所以有腰酸背痛的朋友们，如果检查各项指标都控制很稳定，就打消慢性肾脏病的顾虑！当然，不是肾脏病的腰痛也不能说没有问题，很多严重疾病也是可以引起腰痛的，除了椎间盘突出，十二指肠后壁溃疡、后腹膜肿瘤、腹主动脉瘤等等也可以引起腰痛，如腰痛严重而且持续，应作相应检查加以排除这些严重疾病。如果检查没事，就可能是腰肌劳损等轻型病变每天适当加强运动，腰部劳累时注意休息，尽量避免弯腰工作，保持乐观开朗的心情，你的腰就没那么容易痛。

（安　宁）

作者简介

安　宁

　　博士、主治医师，长期从事慢性肾脏病临床防治及研究工作，在肾小球疾病诊治及慢性肾衰竭一体化治疗等方面有专长。

第二十六章 | **怎样正确看待慢性肾脏病患者的水肿**

💬 主编寄语

　　水肿是慢性肾脏病的常见表现。一方面，并非所有的慢性肾脏病都有水肿表现，而且并不是水肿越严重，慢性肾脏病越严重预后越差；另一方面，不是所有的水肿都是因慢性肾脏病所引起，心脏和肝脏等多种器官的疾病也可引起水肿。更为重要的是，消肿并非慢性肾脏病的最终或主要治疗目标，消除病因和保护肾脏功能才是慢性肾脏病治疗的重点。

　　慢性肾脏病常见的症状有很多，包括水肿、高血压、血尿、蛋白尿、贫血和肾功能异常后的一系列症状，水肿是慢性肾脏病的表现之一，但不是所有的水肿都是由慢性肾脏病引起。水肿只是一种表现，并不能反映病者的肾功能状况。所以慢性肾脏病引起水肿即代表肾衰竭的看法是一种误解，如何从水肿的表观读懂身体内部的变化，以及如何正确地进行相应的处理，是这一章节需要探讨的内容。

一 什么是水肿和肾性水肿

水肿是指人体组织间隙积聚过多的液体引起组织肿胀，亦即人体内或组织内水过多。水肿是很常见的症状，原因亦很多，包括心源性水肿、肝源性水肿、营养不良性水肿、内分泌紊乱性水肿及肾性水肿。肾性水肿是指肾患病后水、钠（盐）排出减少，导致水、钠（盐）潴留而形成的水肿，肾性水肿是慢性肾脏病最常见的症状之一。慢性肾脏病引起的水肿，水肿开始多见于组织松弛的部位，如清晨时的眼睑或颜面，病情进展或加重时，水肿可扩展至足部、下肢，甚至全身水肿，常伴有慢性肾脏病的其他表现，如蛋白尿、血尿、高血压、贫血及肾功能异常。

二 慢性肾脏病水肿是怎样形成的

慢性肾脏病水肿形成的过程比较复杂，而且部分观点存在争议，大家公认的有以下几点：①由于肾患病后肾小球滤过率降低，经肾滤出的水和钠（盐）减少，水、钠（盐）潴留于身体内，从而引起水肿，这就是我们常说肾性水肿需要限水，更需要限盐的原因；②慢性肾脏病常有不同程度的蛋白尿，白蛋白从尿中排出，导致低蛋白血症，血浆胶体渗透压降低，液体依渗透压梯度从血管渗透入组织间隙，引起水肿；同时，由于液体的渗出而导致血容量降低，激活身体的内分泌系统（肾素—血管紧张素-醛固酮系统），引起水、钠潴留，从而加重水肿；③慢性肾脏病继发的一些因素，如贫血、高血压、酸中毒、水负荷加重等损害心脏，导致心力衰竭，亦加重患者的水肿。

慢性肾脏病都会水肿吗

　　水肿是慢性肾脏病的一个显著的特征，但并不是所有的慢性肾脏病都会出现水肿，仅有部分慢性肾脏病有水肿的表现。慢性肾脏病水肿常见于肾小球疾病，除了急性肾小管坏死，肾小管—间质疾病罕见水肿。有的慢性肾脏病早期可无水肿，但水肿可见于同一疾病的中后期。

　　有的学者人为地将肾性水肿分为肾炎性水肿和肾病性水肿，前者常见于急性肾小球肾炎、急进性肾小球肾炎和慢性肾小球肾炎等肾小球疾病，肾炎性水肿相对较轻；肾病性水肿常见于原发性肾小球肾病、慢性肾小球肾炎，以及各种原因引起的肾病综合征，肾病性水肿常较肾炎性水肿严重，除颜面和肢体水肿外，中后期常合并有胸腔积液、腹水等全身水肿征象。

四 水肿都是肾脏病引起的吗

　　不是所有的水肿都是由慢性肾脏病引起，正如前面所述，其他脏器病变也可出现水肿。发现水肿以后，也不要惊慌，而是要设法去认识和鉴别水肿，分析水肿的原因。由于人们常常习惯认为水肿是肾脏病所致，实际上，水肿的原因很多，可根据水肿的特征初步鉴别是属于哪一类水肿。

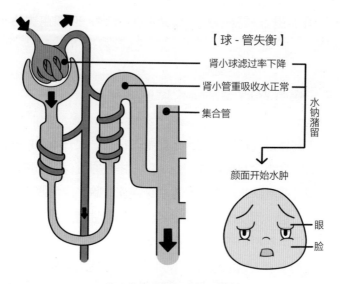

肾炎性水肿发生机制示意图

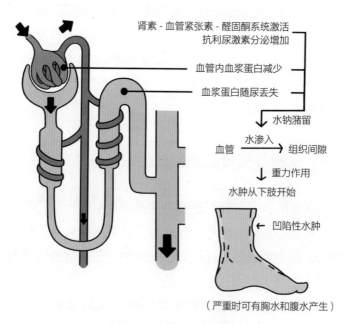

肾病性水肿发生机制示意图

1. **心源性水肿**　常有心脏病史，为对称性水肿，水肿常从双下肢低位开始，向身体上部蔓延，常有劳力性气促和/或夜间呼吸困难表现，可有心脏增大、心率加快、颈静脉充盈、肝淤血增大等伴随表现。

2. **肝源性水肿**　有肝病史，水肿呈对称性，由下垂部位开始（如足部），有黄疸、肝功能异常、影像检查提示门脉高压等相关表现。

3. **营养不良性水肿**　常有长期的慢性消耗性疾病，水肿常从足部开始向身体上部蔓延，若不及时纠正可发展为全身性水肿，可并发胸水、腹水。生化检查可有明显的低蛋白血症。

4. **其他**　此外，尚有甲状腺功能减退症引起的非凹陷性水肿，称为黏液性水肿；药物过敏引起的水肿常伴有皮疹，降血压药亦常引起水肿；立卧位水试验阳性的水肿为特发性水肿；经期相关性水肿与月经周期或绝经有关。

五　慢性肾脏病水肿与肾功能、病情严重程度的关系

部分患者出现水肿时，常常担心是肾衰竭引起，其实水肿并非意味着肾衰竭，仅反映体内水、钠可能过多而已，或者体内水、钠不多，甚至血容量不足，仅是体内水分异常分布的结果，亦即由于体内水的异常移动，身体有的地方水过多了，而另一些地方水相对少了。而且，水肿的程度与病情及病变严重程度无对等的关联，虽然与低蛋白血症有关，但

并非呈平行相关，主要看水肿发生于慢性肾脏病的类型或阶段，如为肾病综合征并发的低蛋白血症引起，患者水肿可以很严重，但不代表肾功能明显降低，亦不反映疾病即时威胁患者的生命。肾脏有强大的代偿功能，慢性肾脏病3期以前，人体水的出入量常能维持平衡，很少发生水肿。慢性肾衰竭引起的水肿，常见于终末期肾脏病，尿量很少甚至无尿时，由于肾功能极度低下，尿液的排出明显减少，稍为增加液体的摄入量均可引起液体在体内积聚，从而引起心脏的负荷加重，容易并发心力衰竭而危及生命，这时的水肿为肾脏病与心衰共同作用的结果，甚至还有多种炎症因子和神经——内分泌因素的参与。

六 慢性肾脏病水肿应如何处理

1. 若为慢性肾脏病水肿，需要进一步检查，以便明确是哪一种或是哪一类慢性肾脏病引起，尤其是肾小球疾病，包括原发性和继发性肾小球疾病。肾脏病常见的检查有血常规、尿常规，含肾功能的血生化检查、免疫系列检查和影像学检查，必要时行肾穿刺活组织检查，具体如何检查需要在肾脏病专科医生指导下进行。肾活检在明确肾脏病的病因和病理类型、活动情况以及指导治疗和评估预后等方面有重要的价值。

2. 由于慢性肾脏病所致的水肿常为水、钠潴留引起，故必须限盐，即我们日常盐的摄入量要减少，摄入的盐少了，水的重吸收亦随之减少，有利于水肿的消退。

对于轻度水肿，医生常不建议应用利尿剂。因为部分慢性肾脏病水肿，由于低蛋白血症，血容量会随着液体的渗出而减少，即会出现血容量不足现象，若应用利尿剂，会加重血容量不足，容易促进血栓形成造成栓塞和肾血流量减少造成肾缺血，从而加重肾衰竭，严重时甚至出现循环衰竭，或者激活身体的内分泌系统（肾素—血管紧张素—醛固酮系统），导致水、钠潴留而加重水肿。所以轻度水肿主要是查找病因，然后针对病因和发病机制治疗，不要随便应用利尿药。

但慢性肾脏病引起的重度水肿或肾衰竭、或并发心血管疾病、或有严重的并发症的时候，要到医院给予及时的治疗，不能自行处理。因为重度水肿不但给患者带来痛苦和不适，还可产生压迫症状而加重病情甚至危及生命，对于慢性肾脏病重度水肿或重症水肿，除了针对病因和发病机制治疗外，酌情可以应用利尿剂治疗，有时甚至要通过抽取积液才能达到减轻压迫症状。

对于由慢性肾脏病并发的心血管疾病导致的水肿，主要见于心力衰竭。由于心力衰竭是严重的并发症，也是慢性肾脏病主要的死亡原因，所以要积极处理。既要治疗肾脏病，也要积极进行抗心衰治疗；除了药物治疗，尚需要考虑血液净化治疗。必须强调的是，上述慢性肾脏病重度水肿或重症水肿的处理过程专业性非常强，必须到医院在肾脏病专科医生的操作下完成，不能自行口服利尿药了事。

另外，正如上面所述，水肿并非肾脏病所独有，若部分慢性肾脏病患者合并肝病、营养不良、内分泌疾病等病症，且并发症较重，水肿主要由并发症引起，肾功能尚好，此时的治疗主要是针对引起水肿的并发症，若并发症得到有效控制，水肿自然会减轻，亦有利于慢性肾脏病的康复。不要误将慢性肾脏病作为引起水肿的唯一原因而忽视其他并发症的治疗，从而延误病情而导致严重的后果。

（庞兆辉）

作者简介

庞兆辉

　　副主任医师，湛江市第四人民医院副院长，广东省医院协会血液净化中心管理专业委员会第三届委员会委员，湛江市医学会肾脏病及血液净化分会第三届专业委员会常务委员，湛江市医学会脑心同治分会第一届专业委员会副主任委员，湛江市医院协会第一届医院质量与安全管理专业委员会常务委员，湛江市医院协会第三届药事管理专业委员会常务委员，湛江市医院协会第三届医务管理专业委员会常务委员，湛江市医院协会第三届理事会理事，湛江市医学会精准医学和分子诊断学分会第一届专业委员会委员。

第二十七章

怎样看待慢性肾脏病患者的夜尿

💬 **主编寄语**

夜尿极有可能是早期慢性肾脏病的信号。普通民众要对什么是夜尿有所理解，这样才可使人们既不会失去早期发现慢性肾脏病的时机，也不会疑神疑鬼、无端怀疑疾病，增加心理负担。

夜尿增多会影响睡眠，降低生活质量，但是很多时候却常常被人们所忽视。在临床中，我们碰到不少患者是因为其他的主诉才来就诊的，追问病史后，患者才回忆起很早前就有夜尿增多的现象了，但没有理会，压根没有意识到夜尿增多也极有可能是早期慢性肾脏病的信号。

一 什么是夜尿多

夜尿多是指夜间尿量或排尿次数的异常增多。世界卫生组织（WHO）将夜间排尿次数超过2次或以上作为夜尿增多的参照标准。而国际尿控协会（ICS）则将其定义为患者迫于夜间尿意需起床排尿1次或以上，并每次均中断睡眠。但两者均未考虑尿量等具体指标，目前，多数以夜间排尿次数

≥2次，且尿量累计＞750ml或大于白天尿量（正常白天和夜间尿量比应为2：1）作为夜尿增多的判断标准。其临床表现除夜间尿量或次数增多外，患者往往兼有睡眠不足、精力减退、食欲不振、焦虑烦躁、精神萎靡等症状。

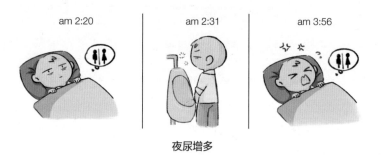

夜尿增多

二　引起夜尿多的原因有哪些

引起夜尿多的原因有：①生理性因素。睡前大量饮水、服用利尿剂，或摄入过多利尿液体（如咖啡和酒精）可导致夜尿增多。此外，精神高度紧张，睡眠不佳者，膀胱轻度充盈即可出现尿意，引起夜间排尿增多，这种夜尿增多一般肾脏无大碍；②老年。老年人夜间抗利尿激素（ADH）分泌相对较少，且随着年龄的增加，肾浓缩功能减退，膀胱逼尿肌萎缩导致收缩力下降，出现残余尿，使膀胱实际容量变小，常见夜尿增多，据报道80岁以上的老人夜尿增多可达80%，这种夜尿增多也无须特别处理；③慢性肾脏疾病。慢性进展性肾脏疾病，健存肾单位数量减少，含氮废物潴留，此时残存肾单位需不分昼夜工作，因此夜尿增加；小管间质病变时由于肾脏浓缩功能下降，在疾病早期夜尿增加。这一类夜尿增多提示肾功能受损；

④尿崩症。可分为肾性尿崩症和中枢性尿崩症两种，中枢性尿崩症的特点为精氨酸加压素减少；而肾性尿崩症则是由肾小管对精氨酸加压素的反应受损，尿浓缩功能下降所致，常见原因有肾间质病变（干燥综合征、多囊肾）、尿路梗阻解除后、药物（碳酸锂、两性霉素B）、电解质紊乱等；⑤下肢水肿疾病，如充血性心力衰竭、慢性肾脏病、肾病综合征、肝硬化，因夜间平卧时水肿部位的水分更多的返回循环中，诱导心房钠尿肽释放。心房钠尿肽可作用于肾脏增加肾小球滤过率，抑制肾小管重吸收，使肾排水排钠增多，导致夜尿增多；⑥与气道阻力增加相关的呼吸系统疾病，如阻塞性睡眠呼吸暂停，出现缺氧可导致血管收缩，促进心房钠尿肽分泌，导致夜尿增多。

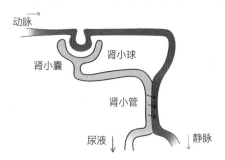

肾小管重吸收减少是夜尿的主要原因

三　慢性肾脏病患者为什么会夜尿增多

临床中，我们知道有些老百姓常常认为夜尿增多是肾虚的表现。于是四处寻医问药，找老中医和偏方，想好好补补肾。后来发现越补肾反而越虚，还伴发各种不适。走投无路时，只能来肾脏病专科就诊。而相当部分患者就诊时已经是慢性肾脏病第5期了，无奈只能接受透析治疗。个别患者甚至还期望继续通过中医药调理来弥补肾虚。我们要告诉大家的是，夜尿增多是慢性肾脏病的一种早期和常见临床表现，且随着肾功能的减退，夜尿增多的严重程度不断加重。主要机制为慢性肾脏病患者肾髓质间质维持逆流系统的能力下降，尿浓缩功能减退；皮质集合管对精氨酸加压素的反应性降低，继而导致尿液排出过多。因此，如果出现夜尿增多要第一时间到肾脏病专科就诊，规范合理用药，由肾脏病专科医师指导病友们的日常生活和注意事项，以保护残余肾功能，避免肾脏进入不可逆的终末期。

四　出现夜尿多应该怎么办

如果发现自己夜尿多，应该引起重视，尽早向肾脏病专科医生咨询。医生会详细询问病史和体格检查，帮你完善尿常规、泌尿系B超及肾功能等检查，看是否是因为慢性肾脏病引起的。如果考虑是慢性肾脏病所致夜尿增多，那就要听从肾脏病专科医师的意见，科学规范的用药，养成良好的个人生活习惯，定期复查肾功能。

（罗勉娜）

作者简介

罗勉娜

　　硕士、主治医师，长期从事慢性肾脏病临床防治及研究工作，在复杂疑难肾小球疾病诊治及慢性肾衰竭一体化治疗等方面有专长。

第二十八章 | 怎样看待慢性肾脏病患者的蛋白尿

💬 **主编寄语**

蛋白尿几乎是所有慢性肾脏病的主要表现，它是肾脏明确受到伤害的标志，就如流血是外伤的重要标志一样。即使是少量的蛋白尿，也必须引起高度重视，必须明确其病因。持续蛋白尿的严重程度与慢性肾脏病的进展密切相关，必须认真对待，合理控制。但也千万不要对蛋白尿过度紧张而胡乱治疗，不同种类的慢性肾脏对蛋白尿控制的要求是不一样的，IgA肾病要求比较严格，一般要求24小时尿蛋白定量控制在0.5g以下。要衡量利弊，既要考虑减少蛋白尿对肾脏的损害，也要考虑药物副作用对身体的损害。

蛋白尿是许多慢性肾脏病共同的常见表现，是反映肾脏病病情、预测进展速度和判断预后的重要指标之一。很多患者、甚至不少医生，对蛋白尿的认识不正确或不够全面，由此导致误诊误治时有发生，并可能造成严重不良后果。

一 引起蛋白尿的慢性肾脏病有哪些

可引起蛋白尿的慢性肾脏病包括：①最常见的是各种慢

性肾小球肾炎如IgA肾病、膜性肾病等；②继发性慢性肾脏病引起蛋白尿的种类有很多。代谢性疾病如糖尿病，风湿病如系统性红斑狼疮、结节性多动脉炎、皮肌炎等，过敏性紫癜性肾炎，恶性肿瘤如多发性骨髓瘤、淋巴瘤、淋巴细胞性白血病等，感染性疾病如乙型肝炎/丙型肝炎相关性肾炎。对于长期蛋白尿者，最重要的事情就是要区分到底是原发的还是继发的肾脏病变，这样才有利于医生选择用药；③遗传性肾脏病，如遗传性肾病综合征也可引起蛋白尿。

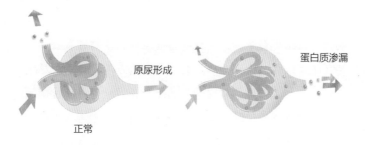

蛋白尿发生机制

二　慢性肾脏病一定要彻底消除尿蛋白吗

　　慢性肾脏病的尿蛋白不一定能够完全消除，我们能做的就是尽量减少尿蛋白的排泄，以减轻对肾脏的损害。对于所有慢性肾脏病患者，最理想的24小时尿蛋白定量应控制在0.3g以下，这个水平可以降低蛋白尿对肾功能的威胁。慢性肾脏病患者24小时尿蛋白定量低于0.3g，且血压正常、肾功能正常，就可以称为"临床治愈"。研究表明，24小时尿蛋白定量持续大于1g是预后不良的标志之一，对于持续大于3g的患者，其肾功能下降速度会比小于1g的患者快25倍！在我国，人们渴望治愈疾病的心态就像期望经济发展的速度一样，非常迫切，要最快要最好，于是各种中药偏方、各种免疫抑制剂等轮番上场，枉顾利弊，目的只有一个："消灭"蛋白尿。其实这是不对的，治疗慢性肾脏病的蛋白尿不能这么激进，只要24小时尿蛋白定量接近1g以下，只要尽可能平稳、不波动太大就能最大程度减少蛋白尿对肾脏的损害。

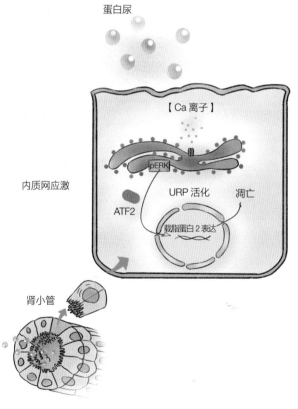

蛋白质对肾小管损伤示意图

三 蛋白尿不多，就表示肾脏病不严重吗

诚然，蛋白尿是反映肾脏病病情、预测进展速度和判断预后的重要指标之一。但蛋白尿的多少，与肾脏病变的严重程度不一定平行。慢性肾脏病病情的轻重，要结合蛋白尿多少、肾功能以及肾脏病理改变作出综合判断。有些人尿蛋白不是很严重，但是肾脏功能已经严重减退，比如有些患者多年体检，查出尿蛋白+～++，但没有任何水肿等其他不适症状，故不予理会，几年后突然因普通感冒、气喘，去医院检查后发现已是严重肾衰竭了；而有的患者反复多年的肾病综合征，尿蛋白反复+++，但是肾脏病变却可能并不严重。因此，切勿因蛋白尿不多就疏忽或未及时就医。

四 如何正确对待蛋白尿

1. **首次发现蛋白尿** 无论有无其他不适症状，都应该到肾内科就诊，确定蛋白尿是生理性还是病理性的，同时检测血压、肾功能、影像学等。如果是病理性的蛋白尿，需要通过其他检查方法包括肾穿刺病理检查，尽量精准地确定蛋白尿的病因。

2. **慢性肾脏病患者** 门诊随诊时检查尿蛋白，尽量采取24小时尿蛋白定量方式检测。因为喝水、发热、出汗、不同的时间段检测等因素都可能影响当时瞬时的尿蛋白加号数，所以以尿常规的加号数来判断蛋白尿的是否变严重或减轻是不准确的，应以24小时尿蛋白定量为准。但是采集留取24小时尿标本相对麻烦、费时，患者

依从性较差。对于早期肾损害的患者，应采用比24小时尿蛋白定量测定更敏感的指标。尿微量白蛋白是诊断慢性肾脏病的重要指标，而且是心血管疾病发生、肾脏病预后及死亡的独立预测因子，尤其是针对糖尿病、高血压早期肾损伤的敏感指标。一次性随机查尿微量白蛋白会受到尿流量波动影响，稳定性较差而无实用价值。而采用尿微量蛋白和尿肌酐比值测定（ACR）相对较为稳定，不受高血糖、运动、发热、饮食中蛋白质的摄入、药物等因素影响。尤其是清晨第1次尿液ACR变异系数较低，对于诊断微量蛋白尿的敏感性及特异性可以高达95%，ACR是肾脏病、糖尿病、心血管疾病高危人群中筛查微量白蛋白尿的首选方法。

3. 预防蛋白尿加重的措施　注意休息，不熬夜；适当运动，减轻体重；低盐、优质低蛋白饮食；减少感染，减少疾病复发。

4. 认真遵循医嘱　不要因为害怕"水牛背、满月脸"等副作用而排斥使用激素，其实激素的副作用是可防可治的，肥胖也是暂时的。对于确实不该使用激素的情况，比如糖尿病、肺结核、活动性消化溃疡等，肾科专科医师比患者更清楚，不会滥用药的。各种免疫抑制剂如环磷酰胺、环孢素、硫唑嘌呤、吗替麦考酚酯、他克莫司、雷公藤总苷等，是针对不同病理类型肾脏病来选择的，不是每一个患者的治疗用药方案都适用其他人，慢性肾脏病患者应该遵循医生的选药、剂量和疗程，才能最大限度地发挥降尿蛋白的作用，以减少副作用。至于血管紧张素转换酶抑制剂和血管紧张素Ⅱ受体拮抗剂，就是老百姓常用的沙坦类或普利类降压药，这两类药都有减轻蛋白尿的作用，而不仅仅是降压作用，有些患者血压不高，也需要在医生的监管下使用，以达到长期最大效果的降蛋白尿作用。但是当肾脏疾病慢慢进展到一定程度，肌酐上升到一定水平，沙坦类或普利类降压药又不适合使用了，医生可能又让停服。这些情况都应遵循医嘱。

5. 不要为了追求"消灭"蛋白尿而听信某些中药偏方　有些中药是含有肾毒性的，特别是含马兜铃酸的中药，要慎用！

总之，蛋白尿几乎是伴随慢性肾脏病整个病程的一种临床表现，我们应该尽量把它牢牢控制在"笼子"里，看管着它，不要让它破坏我们的肾脏，从而更好地保护肾功能。

（黄玉英）

 作者简介

黄玉英

副主任医师，广东医科大学附属第二医院肾内科主任，广东省生物医学工程学会血液净化分会常委、血管通路学组常委，广东省中医药学会肾脏专业委员会常委，湛江市医学会肾脏病和血液净化分会常委，湛江市医学会风湿病分会委员，对各种急慢性肾脏疾病的诊治有较丰富的诊治经验，擅长血液净化技术的临床应用。

第二十九章

怎样正确看待慢性肾脏病患者的血尿

💬 主编寄语

与蛋白尿一样，大多数情况下的血尿也是肾脏受到损伤的表现。按出血量的多少血尿分为肉眼血尿和镜下血尿，按出血的部位血尿分为肾小球性血尿和非肾小球性血尿，慢性肾脏病的血尿属于肾小球性血尿，且多数以镜下潜血为多。因此，发现血尿后首先要明确出血的部位，首次发现的非肾性血尿要特别注意排除泌尿系统肿瘤的可能，而对于已经明确的肾性血尿，则针对慢性肾脏疾病本身进行治疗即可，无须针对血尿进行治疗，也不要纠结为什么潜血治疗了这么久还不消失，大多数情况下，慢性肾脏病潜血完全消除是比较困难的。

一 什么是血尿

血尿是指尿液中红细胞的数量超过正常范围，包括镜下血尿和肉眼血尿，前者尿色正常，须经显微镜检查方能确定，通常是指离心沉淀尿液镜检每高倍视野中红细胞≥3个，后者是指血尿肉眼可见，尿液外观呈洗肉水状或血色，通常每升尿液中含有1ml血液时即呈肉眼血尿。

二　尿潜血阳性是不是血尿

尿潜血阳性与血尿不是同一个概念。尿潜血阳性对血尿的诊断敏感性为94%，但特异性只有6%，即有血尿一般有尿潜血阳性，而尿潜血阳性不一定有血尿。所以尿潜血阳性应再进一步化验检查，比如做尿沉渣、尿红细胞位相等，以确定是真性血尿还是其他原因引起的血尿阳性。

三　如何区分真性血尿和假性血尿

对于主诉"血尿"患者，首先应确定是否为真性血尿。某些食品（如火龙果、甜菜、番茄叶、辣椒等）和某些药物（如吩噻嗪、利福平、苯妥英钠）可导致尿液呈现红色，外观似血尿；血红蛋白尿和肌红蛋白尿也会使尿常规中的潜血呈阳性反应。上述情况的鉴别要点是尿沉渣镜检中均无红细胞，因此可定义为假性血尿。女性月经期如尿中混入经血也可能误判断为血尿，这种血尿也属于假性血尿。因此，女性应尽量避开经期行尿常规检查，如无法避开，则需冲洗清洁外阴后再做尿液检查。

四　哪些慢性肾脏病会出现血尿

血尿是泌尿系统疾病最常见的症状之一，各种慢性肾脏病如慢性肾小球肾炎、IgA肾病、狼疮性肾炎，遗传性肾炎和薄基底膜肾病均可产生血尿，属于肾小球血尿；此外，各种间质性肾炎、尿路感染、泌尿系统结石、结核、多囊肾、尿路憩室、息肉和先天畸形等均可产生非肾小球性血尿。

五 血尿的临床表现有哪些

1. 尿颜色的改变　血尿主要表现是尿颜色的改变，除镜下血尿颜色正常外，肉眼血尿根据出血量多少，尿液呈现不同颜色。尿液呈淡红色洗肉水状，提示每升尿含血量超过1ml，出血严重时呈血状。肾脏出血时，尿液呈暗红色。膀胱或前列腺出血时，尿液鲜红，并常伴血凝块。

2. 出现分段尿异常　将全程尿分段观察颜色，如尿三杯试验，留尿方法见本章第二十一章，第一杯血尿提示病变在尿道；最后一杯血尿提示病变在膀胱颈部，三角区或后尿道的前列腺和精囊腺；三段尿均呈红色即全程血尿，提示血尿来于肾脏或输尿管。

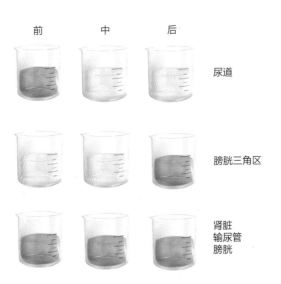

尿三杯试验，鉴别泌尿系统不同部位出血

3. **镜下血尿** 尿液颜色正常，但显微镜检查可确定血尿，并可判断是肾小球性或非肾小球性血尿。镜下红细胞大小不一、形态多样为肾小球性血尿，常提示肾炎。如镜下红细胞形态单一，与外周血近似，为均一型血尿，提示血尿来源于肾盂、肾盏、输尿管、膀胱和前列腺的病变或血液系统疾病导致的出血。

六 怎样从血尿伴随症状中初步了解血尿的原因

可根据血尿伴随症状初步推测血尿的原因：①血尿伴肾绞痛是肾或输尿管结石的特征；②血尿伴尿流中断或排尿困难见于膀胱和尿道结石；③血尿伴尿频、尿急、尿痛见于膀胱炎和尿道炎；④血尿伴水肿、高血压、蛋白尿见于肾小球肾炎；⑤血尿伴肾肿块可见于肾积水、肾囊肿及泌尿系肿瘤；⑥青少年或儿童瘦长体型，剧烈活动、高热、重体力活动和长时间站立者出现血尿，应注意胡桃夹综合征；⑦游走肾患者在剧烈活动后有时也可出现血尿。

七 如何鉴别肾小球源性血尿

肾小球源性血尿与非肾小球源性血尿的鉴别非常关键，它有利于指导进一步查找具体病因，也是判断是否需要肾活检病理检查的依据之一。其鉴别要点有：①肾小球源性血尿表现为全程血尿，非肾小球源性血尿除了全程血尿外，也可能表现为初始血尿、终末血尿；②大多数肾小球源性血尿患者，肉眼血尿较少见，尿中也没有血丝、血块，仅IgA肾病、紫癜性肾炎、小血管炎、新月体性肾小球肾炎等患者出现肉眼血尿。而非肾小球源性血尿血丝、血块较为常见；③大多数肾小球源性血尿患者无尿痛，仅少数患者因血尿突出，可刺激膀胱而产生轻微尿痛。而部分非肾小球源性血尿可有明显疼痛，如泌尿系感染的尿痛，泌尿系结石在剧烈腰痛后排出肉眼血尿；④如尿检报告有红细胞管形，几乎可确定为肾小球源性血尿；⑤相差显微镜检查尿红细胞形态，肾小球源性血尿多为变形红细胞尿，而非肾小球源性血尿多为正形红细胞尿；⑥肾小球源性血尿常伴有慢性肾脏病的其他表现，如蛋白尿、水肿、高血压等，而非肾小球源性血尿则没有。

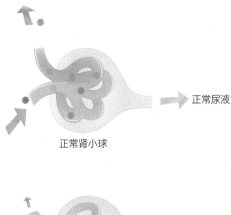

正常尿液

正常肾小球

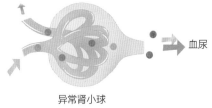

血尿

异常肾小球

● 红细胞

肾小球血尿形成示意图

八　血尿会不会造成贫血

除非肾盂、输尿管或膀胱等处出血导致的血尿，肾小球源性血尿一般不会造成贫血。必须注意的是，只要1L尿中混有1ml血液便可呈肉眼血尿，因此，一般血尿造成贫血还是比较少见的。但如多囊肾、肿瘤等原因引起的血尿，由于出血量大或时间长，可致贫血。

九　发现血尿如何处理

血尿是肾脏病的常见症状。发现血尿，首先要明确是否为真性血尿。其次，明确为肾小球源性血尿还是非肾小球源性血尿。如为肾小球源性血尿，应常规行肾穿刺活检以明确肾脏病理，对于病理检查提示存在活动性或进展性因素的血尿，或在随访过程中新出现肉眼血尿、蛋白尿、高血压或肾功能恶化的患者，应在医生的指导下给予积极干预和治疗。对于单纯性血尿排除疾病活动或进展的前提下，给予定期随访。对于非肾小球源性血尿，则应根据其病因做相关治疗，如为尿路感染所致，则积极抗感染治疗，如为泌尿系恶性肿瘤所致，则考虑手术、化疗或放疗进行治疗。

十　是不是血尿越严重，慢性肾脏病的预后越不理想

慢性肾脏病患者肾脏结局与多种因素相关，不能单纯以血尿严重程度评估慢性肾脏病的预后。首先，慢性肾脏病肾

脏结局与其病因有关，而慢性肾炎的预后，因其病理类型不一，预后也有很大差异，因此，慢性肾脏病的病因与病理类型才是决定肾脏预后的重要因素。

（王淑君）

作者简介

王淑君

博士、主治医师，长期从事慢性肾脏病临床防治及研究工作，在肾小球疾病诊治及慢性肾衰竭一体化治疗等方面有专长。

第三十章 | **怎样看待慢性肾脏病患者的血肌酐**

💬 **主编寄语**

血肌酐水平会随病情的加重而升高，它是慢性肾脏病患者肾功能严重受损的标记，动态观察血肌酐水平也是评估慢性肾脏病进展的指标。但血肌酐并不是肾功能损害的早期标记，血肌酐不升高并不代表肾功能没受损，反过来，血肌酐水平还会受慢性肾脏病患者身体肌肉容量的影响。对于慢性肾脏病患者来说，也不是血肌酐越低越好，特别是已经进入透析治疗的慢性肾脏病患者。

一 血肌酐是怎么产生的

血液中的肌酐，由外源性和内生性两类组成。机体每20g肌肉每天代谢产生1mg肌酐，由于一个人的肌肉量稳定，因此每天肌酐的生成量也相当恒定，在外源性肌酐摄入量稳定的情况下，血中的浓度取决于肾小球滤过能力，当肾实质损害，肾小球滤过率低到临界点（下降至正常人的1/3时），血肌酐浓度就会开始上升，故在肾衰竭后期，测定血肌酐浓度可作为肾小球滤过率受损的指标，但非早期诊断标准。

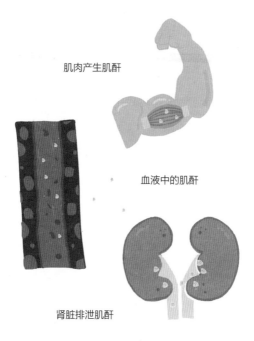

肌肉产生肌酐

血液中的肌酐

肾脏排泄肌酐

肌酐的产生和排泄

二 血肌酐的参考值是多少

血清或血浆肌酐，男性为53～106μmol/L，女性为44～97μmol/L。

三 血清肌酐水平是否与慢性肾脏病患者严重程度一致

慢性肾脏病血肌酐升高程度与病变严重性一致：①肾功能代偿期，血肌酐<178μmol/L；②肾功能失代偿

期，血肌酐＞178μmol/L；③肾衰竭期，血肌酐明显升高，
＞445μmol/L；④尿毒症期，血肌酐＞707μmol/L。

四　慢性肾脏病患者血肌酐升高后还会下降吗

　　慢性肾脏病患者，肾脏功能已经出现损害，肾小球滤过
率下降已不可逆，对肌酐的排泄减弱，血肌酐往往已经维持
在一个相对稳定的范围，在此基础上，即使通过积极的治
疗，一般也不会再发生大幅度下降。然而，慢性肾脏病合并
急性肾损伤时，血肌酐可在原来的基础上突然快速升高，此
时积极治疗，肌酐有望恢复至发生急性肾损伤发生前的水
平，但也有部分患者不能恢复至原来水平。

五　血肌酐正常能否说明没有慢性肾脏病

　　血肌酐是评估肾功能最常用的指标，也是健康体检的必
检项目。大多数接受检查的人员，看到血肌酐在正常范围，
便认为肾脏没事，实际上这是一个错误的认识。人体肾脏在
遭受各种致病因素所致的损害时，当肾小球滤过率降低未超
过50%时，其他未损伤的肾单位可代偿，因此，血肌酐可不
出现升高。一般只有当肾小球滤过率不足1/3时，血肌酐才
出现升高。在慢性肾脏病的1期、2期，血肌酐均在正常范
围内。因此，血肌酐正常不等同于没有慢性肾脏病，不等于
没有发生肾衰竭。

六　透析后血肌酐降低了，后来为什么又升高

　　血肌酐水平受到的影响因素多而复杂，并不是简单地治疗后就可降低。透析后血肌酐水平降而复升一般有以下两种原因：①残余肾功能越来越少，血肌酐越来越高。刚开始透析时，仍有一定残余肾功能，加上透析清除肌酐，自然血肌酐降低一些。而随着透析龄的增加，残余肾功能越来越少，原来还能依靠部分残余尿量排除的肌酐等毒性物质，现在只能依靠机器透析出去。所以，血肌酐会升高；②没进入透析前由于尿毒症毒素体内蓄积，导致食欲不佳，恶心呕吐，同时贫血、乏力、嗜睡、缺乏运动，会导致机体新陈代谢缓慢。进入透析后各种症状得以改善，精神、食欲得以恢复，新陈代谢加快，干体重增长，运动量增加，因此，血肌酐水平增高。

七　慢性肾脏病者血肌酐水平是越低越好吗

　　在很多肾脏病患者看来血肌酐升高代表着肾功能恶化，所以很多病友都希望肌酐越低越好。然而，血肌酐受多种因素影响，肌酐是肌肉在人体内代谢的产物，在健康成年人，女性的血肌酐为44~97μmol/L，男性的血肌酐为54~106μmol/L，因此肌酐受性别的影响。同时，血肌酐也受到饮食、肌肉含量的影响，因此，长期素食、营养不良或皮肌炎等导致的肌肉严重受损及肌肉萎缩的患者血肌酐值普遍偏低，但是并不代表其肾功能就好。特别进入透析的患者，透析前的血肌酐浓度可反映透析患者的营养状况。如果上机前血

肌酐较"正常值"低（这个"正常值"不是指血肌酐在正常水平，而是指患者应有血肌酐水平），并伴随体重减轻，且每次透析的耐受力变差，极大可能是出现了"透析营养不良"，这种情况是非常不好的。因此，不是血肌酐越低越好。

（王淑君）

作者简介

王淑君

　　博士、主治医师，长期从事慢性肾脏病临床防治及研究工作，在肾小球疾病诊治及慢性肾衰竭一体化治疗等方面有专长。

第三十一章

怎样合理控制慢性肾脏病患者的血压

💬 主编寄语

高血压和慢性肾脏病是一对"难兄难弟",常常相伴发生。慢性肾脏病患者必须了解高血压的危害性,并通过生活调节和积极控制血压,尽力将血压控制在达标范围内,这对延缓慢性肾脏病的进展以及减少肾外器官功能衰竭具有非常重大的意义。

在慢性肾脏病患者中,高血压患病率高达58.0%~86.2%。且随着肾功能下降,高血压的患病率逐渐升高。我国慢性肾脏病患者高血压知晓率为85.8%,治疗率为81.0%,但达标率只有33.1%。肾脏病患者高血压患病率明显高于普通人群,并且其高血压更难控制。我国肾脏病患者血压达标率有待提高,合理控制慢性肾脏病患者血压尤为重要。

一 高血压和慢性肾脏病有何关系

高血压与肾脏病往往密不可分,二者常常相伴发生。高血压病可直接造成肾脏的损害,长期高血压可导致肾功能不全，甚至最终会发展到尿毒症，此即本书第十四章所讨论的高血压性肾病。因此，建议高血压患者定期验尿，每年最好进行一次全面的肾脏检查。然而，其他的慢性肾脏病也常常可引起高血压，这种高血压称为"肾性高血压"，此是本章要重点介绍的内容。一般慢性肾脏病病情越严重，血压会越高，到了肾功能衰竭后期，有80%以上的患者伴有明显的高血压。因此，高血压本身可损害肾脏，引起慢性肾脏病，而慢性肾脏病又可引起高血压，两者互为因果，形成恶性循环，其结果不仅造成尿毒症，还会导致心脑血管等肾外并发症的发生。

二 为什么慢性肾脏病患者高血压发病率高

前面已提及我国慢性肾脏病患者的高血压患病率高，而达标率低的情况，那究竟是什么原因导致如此高的患病率。慢性肾脏病患者最主要是由以下原因导致高血压的。

1. 肾是排水和钠的主要器官，肾脏受损，水和钠排泄障碍而导致水钠潴留，最终导致了高血压。

2. 肾脏的肾素—血管紧张素—醛固酮系统活化，该系统的激活会产生缩血管效应，导致血管阻力增加，导致血压增高，很多病友正在使用的厄贝沙坦（安博维）、贝那普利（洛汀新）就是抑制该系统的药物。

3. 慢性肾脏病时肾脏合成收缩血管物质增多，而分泌的降压物质减少，也会使血压增高。

高血压对慢性肾脏病患者有何危害

　　高血压是慢性肾脏病的常见并发症，亦是慢性肾脏病的病因和疾病进展的加重因素。高血压会加速慢性肾脏病的进展，持续的高血压会使肾脏病患者尿量减少，快速进入肾衰竭，进而到达尿毒症期。此外，高血压还增加慢性肾脏病患者心、脑、外周血管等事件的发生率，导致患者过早死亡。其中心脏损害的表现为胸闷、心悸、气促，严重者可出现心律失常、心力衰竭，甚至心源性猝死等。而脑血管损害常表现为头晕和头痛，如不引起重视，则可引起脑出血、脑梗死等，从而导致残疾、死亡。高血压还会导致慢性肾脏病患者眼底出血，视物模糊，甚至失明。因此，加强慢性肾脏病患者高血压的管理，对于延缓肾脏疾病进展和心脑血管事件的发生，改善患者预后具有重要意义。

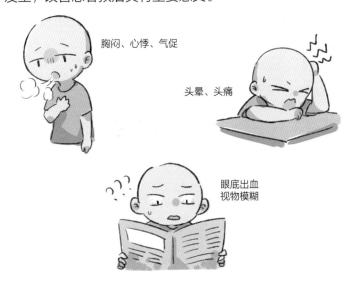

高血压的危害

四 慢性肾脏病患者怎样监测血压

高血压是决定慢性肾脏病患者预后的重要因素，规范、准确测量血压是慢性肾脏病患者管理的重要环节。慢性肾脏病患者要学会测血压，并形成定期测血压的习惯，一般要在家中自备血压计，但注意别在运动后测量血压，这种情况下血压升高是正常现象。

血压测量方法包括诊室血压、家庭血压以及动态血压测量。诊室血压适用于筛查和诊断高血压。家庭血压可以反映日常生活状态下整体血压变化，患者可在家自行测量。家庭自测血压诊断，判定高血压的标准为≥135/85mmHg。动态血压可识别清晨高血压及隐匿性高血压，但需特殊的仪器设备，患者在家难于进行。

尿毒症血液透析患者测定血压一定要注意保护内瘘，血液透析动静脉内瘘术后两周内，手术侧禁止测量血压。理论

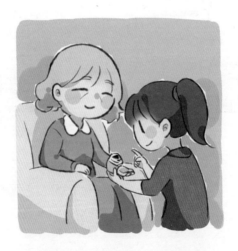

慢性肾脏病患者居家血压测定与记录

上，两周以后可以在内瘘侧上臂测量血压，但禁止在内瘘侧
肢体长时间捆绑袖带进行血压监测。因为内瘘是血透患者的
生命线，谨慎起见，建议尽量避免在内瘘侧上臂测量血压。
此外，当血透患者双上肢均不能进行血压测定时，可以测
定双下肢血压。通常，健康青年人下肢血压比上肢血压高
20/16mmHg。

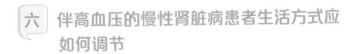

五　慢性肾脏病患者血压控制到多少为达标

慢性肾脏病患者一旦发现血压升高，应在生活方式调节
的同时启动降压药物治疗，在患者能耐受的情况下，推荐尽
早血压达标，并坚持长期达标。

总体来说，慢性肾脏病患者血压控制目标为
<140/90mmHg，合并蛋白尿（即尿蛋白>1g/d）时血压
尽可能控制≤130/80mmHg以下。以下几种特殊的慢性肾
脏病患者血压控制目标值有所不同：①建议60岁以上老年
慢性肾脏病患者血压目标值<150/90mmHg；②血透患者
透析前（上机前）收缩压控制在160mmHg左右即可；③腹
膜透析患者控制血压维持于140/90mmHg左右较好。年龄
在60岁以上的患者，血压控制目标可放宽至150/90mmHg
左右。

六　伴高血压的慢性肾脏病患者生活方式应如何调节

改变不良生活方式可有利于慢性肾脏病患者血压的控

制。包括：①低盐饮食。高血压的发病率与食盐摄入量呈正相关，建议非透析患者盐的摄入量每天5~6g为宜，透析患者盐摄入量尽量小于5g；②控制体重。将体重指数（BMI）控制在20~24 kg/m²。血液透析患者透析间期体重增长率小于5%的干体重；③适当运动。有氧运动可以降低血压，如散步、慢跑、太极拳、骑自行车和游泳都是有氧运动。建议非透析慢性肾脏病患者在心血管状况和整体可以耐受的情况下，每周运动5次，每次至少30分钟；血液透析和腹膜透析患者在透析间期可进行能耐受的运动；④饮食多样。根据蛋白尿、肾功能、血钾、钙磷代谢等情况具体调整饮食，适当摄入蔬菜、水果，减少饱和脂肪及总脂肪摄入；⑤限制饮酒量或不饮酒；⑥戒烟。因烟叶内含有的尼古丁、焦油等物质会引起血压升高，故建议患者必须戒烟；⑦调整心理状态。不良心理因素均可诱使血压增高，患者应当通过改变自己的行为方式，培养对自然环境和社会的良好适应能力，避免情绪激动及过度紧张。

七 伴高血压的慢性肾脏病患者如何合理应用降压药

经上述生活调节血压仍不能控制达标，则需在医生指导下合理使用药物。慢性肾脏病患者的高血压降压达标较难，大部分患者需要两种以上联合用药。推荐的降压药物主要有：血管紧张素转换酶抑制剂、血管紧张素Ⅱ受体拮抗剂、钙拮抗剂、利尿剂、β受体阻滞剂以及低剂量固定复方制剂等。医生会根据不同的患者情况来合理用药。先使用单种药物控制，如控制不理想，再考虑联合使用。尽可能选择持续24小时降压的长效药物。还应根据患者心、脑、肾靶器官损害，是否伴有高尿酸血症、高钾血症、容量负荷过重等情况选择降压药物种类。对于有蛋白尿的慢性肾脏病患者，首选血管紧张素Ⅱ受体拮抗剂（如安博维）和/或血管紧张素转换酶抑制剂（如洛丁新）。对于非透析的慢性肾脏病患者，如血肌酐＞265μmol/L，需慎用，应在医生的指导下使用，否则可导致肾功能恶化或导致高钾血症。

（黄少珍）

作者简介

黄少珍

　　硕士、副主任医师，湛江医学会肾脏病分会委员，湛江市高层次人才，从事慢性肾脏病的临床诊治，在肾脏病理诊断方面有专长。

第三十二章 | 怎样合理控制慢性肾脏病患者的血糖

💬 **主编寄语**

与高血压一样，高血糖不但是导致慢性肾脏病的重要原因，其他类型的慢性肾脏病也可合并高血糖，高血糖无论在糖尿病肾脏病，还是其他慢性肾脏病，均是慢性肾脏病进展的重要原因，必须积极控制达标。但慢性肾脏病由于肾功能受到损害，其降糖治疗与普通糖尿病是有差别的，降血糖药的选择必须非常慎重，以免引起顽固低血糖反应，导致生命危险。

若经检测，空腹血糖≥7.0mmol/L或糖负荷后2小时血糖≥11.1mmol/L，且有"三多一少"的症状，即可诊断为糖尿病，如无症状，需再测一次予证实。慢性肾脏病血糖增高有两种情况，一种情况是糖尿病肾病，糖尿病是引起慢性肾脏病的主要原因；另一种情况是其他慢性肾脏病合并糖尿病或糖耐量异常。无论是哪种情况引起的高血糖，如血糖控制不良，都会加剧慢性肾脏病的病情，并且导致心肌梗死、脑卒中等并发症。

一　慢性肾脏病合并高血糖如何控制饮食

营养治疗是糖尿病的基础治疗手段，要定时、定量。可在营养师的饮食指导下进行正确的饮食治疗。由于吃饭、吃面等固态食物需要的消化时间较粥、糊状等食物的长，有利于平稳血糖，所以血糖高时要应尽量吃饭、面等固态食物。

肾功能正常时，应保证适当能量、充足蛋白质[0.8g/（kg·d）]、充足维生素、充足纤维素的平衡膳食。主食选用粗制米、面、杂粮等，均衡分配在三餐，以免诱发低血糖。水果选用无花果、西瓜、猕猴桃、草莓、石榴等含糖相对低的。对于超重或肥胖者，每日摄入总热量要较平常减少400~500kcal（相当于1.5~2碗饭），动物脂肪等饱和脂肪酸≤总热量的7%，使在3~6个月内体重至少下降5%~10%，但不推荐长期接受极低能量（<800kcal/d）的营养治疗。对于消瘦者，应该适当增加热量，以长期维持理想体重。

在出现肾衰竭后，由于胰岛素代谢减慢，血糖相对容易控制，容易出现低血糖，对热量的需求可能会增加，此时还需要进行优质低蛋白 [0.6~0.8g/（kg·d）]、低磷、限水、限钠、限钾饮食，因此需要以米面等淀粉食物替代部分主食，每天要吃1~2顿米、面等淀粉类食物，少吃杂粮。

在进入血透后，营养充足、维持轻微肥胖有利于延长寿命，热量的需求可能会进一步增加，此时还需要调整为充足热量、优质蛋白 [1.0~1.2g/（kg·d）]、低磷、限水、限钠、限钾饮食。

二 慢性肾脏病合并高血糖如何开展运动锻炼

规律运动有利于控制血糖、减少心血管危险因素、减轻体重。必要时，运动前要接受心肺功能和运动功能的医学评估。运动强度和运动量以患者身体自觉能耐受、运动后体力能迅速恢复为准。

成年糖尿病者，至少每周150分钟的中等强度体力运动，如快走、打太极拳、骑车、乒乓球、羽毛球、高尔夫球。肾衰竭病情稳定患者，可进行散步、慢舞、太极拳、八段锦等轻度运动。

空腹血糖＞16mmol/L、反复低血糖或血糖波动较大、酮症酸中毒、急性感染、严重心脑血管疾病（如不稳定型心绞痛、严重心律失常、一过性脑缺血发作）等情况下禁忌运动，待病情稳定后方可逐步恢复运动。

通过运动和控制饮食，部分患者的血糖有望控制在目标范围，甚至可以暂停脱离降糖药。

三 慢性肾脏病合并高血糖应如何监测血糖

对于糖尿病者，应定期监测血糖和糖化血红蛋白。

控制目标为：空腹血糖为4.4～7.0mmol/L，非空腹血糖＜10.0mmol/L，糖化血红蛋白≤7.0%。对于有严重低血糖史、预期寿命较短、有显著微血管和大血管并发症、肾衰竭者，或有严重并发症、因糖尿病病程较长血糖难以达标者，可放宽到空腹血糖为6.0～8.0mmol/L、餐后2小时血糖＜8.0～10.0mmol/L、糖化血红蛋白≤8.0%。

　　口服降糖药者，每周监测2～4次空腹血糖或餐后2小时血糖。使用胰岛素者，根据胰岛素治疗方案进行相应的血糖监测，通常要监测空腹和三餐后2小时血糖，必要时增加监测22:00和凌晨2:00血糖，稳定后可逐步减少监测频率。

　　有些患者发现自己的空腹血糖不高了，问是否可以不监测餐后2小时血糖，答案是不可以。空腹血糖达标，不等于餐后2小时血糖达标。空腹血糖和餐后2小时血糖都需要监测。特别是肾衰竭患者，容易出现空腹血糖不高而餐后2小

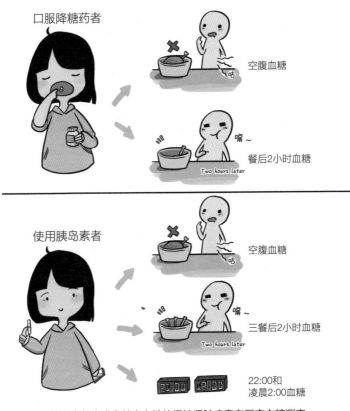

糖尿病肾病或合并高血糖的慢性肾脏病患者居家血糖测定

时血糖高的情况，不少患者监测空腹血糖不高就以为血糖正常了、忽略而不监测餐后2小时血糖了。

糖化血红蛋白可反映3个月内平均血糖水平。治疗初期，至少每3个月监测1次，达标后可每6个月检查1次。

四 慢性肾脏病合并高血糖药物治疗应注意什么

目前有口服降糖药及注射类胰岛素用于控制血糖，口服降糖药根据作用机理又可分为7大种类，具体选用哪种降糖药要根据患者血糖及肾功能等情况进行综合评价，再做出选择，而患者在服药时一定要监测血糖的变化及是否有副作用发生。

二甲双胍是肾功能正常时，2型糖尿病患者控制血糖的一线用药和联合用药中的基础用药，若无禁忌证，应一直保持治疗方案。在出现肾衰竭时，血肌酐男性＞136.2μmol/L、女性＞123.8μmol/L或预计肾小球滤过率＜45ml/（min·1.73m^2），必须慎用甚至禁用二甲双胍。因为这时不但会引起顽固的低血糖反应，且使用二甲双胍会引起乳酸性酸中毒，死亡率极高。除了二甲双胍，严重肾功能衰竭时，不少口服降糖药均可因为肾脏排泄障碍而在肾内蓄积，导致顽固性代血糖反应，严重时甚至危及生命。

磺胺类降糖药如格列吡嗪、格列齐特及格列喹酮应用于CKD1～3期患者时无须调整剂量，此类药物如果使用不当可导致低血糖，特别是老年患者和肝肾功能不全者；

格列奈类降糖药为非磺胺类胰岛素促泌剂，主要代表药物为瑞格列奈和那格列奈，其中瑞格列奈可用于CKD1～5

顽固性血糖反应

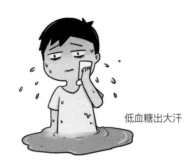

低血糖出大汗

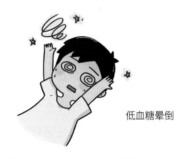

低血糖晕倒

慢性肾脏病患者要注意低血糖发生

期及透析患者，无须调整剂量，其应用于CKD合并2型糖尿病患者，有良好的安全性。

吡格列酮和罗格列酮为胰岛素增敏剂，此类药物由于有体液潴留、心力衰竭、骨折风险增加等不良反应，因此CKD患者应尽可能避免应用该类降糖药。

糖苷酶抑制剂类降糖药主要代表有阿卡波糖、伏格列波糖等，阿卡波糖禁用于eGFR< 30ml/min/1.73m^{2}和透析的患者，伏格列波糖适用于CKD1～3期患者。

DPP-Ⅳ抑制剂类降糖药主要有西格列汀、维格列汀、沙格列汀、阿格列汀及利格列汀，在肾功能不全时应用西格列汀、维格列汀、沙格列汀及阿格列汀时需根据说明书减少剂量，而在肝、肾功能不全的患者中使用利格列汀不必调整剂量。

钠-葡萄糖协同转运蛋白2抑制剂，主要有达格列净、恩格列净、卡格列净，该类型药物在使用前要评估肾功能，且坎格列净和达格列净有引起急性肾损伤可能，患者应用后一旦出现急性肾损伤的症状和体征，如尿量减少和双下肢水肿应立即就医。

当eGFR＜60ml/min/1.73m^{2}时，大多数口服降糖药的药代动力学和药效动力学都将发生改变。随着肾功能的进一步下降，患者发生药物蓄积、低血糖以及其他不良反应的风险明显增加。因此出现肾衰竭时，应首选胰岛素进行降糖治疗。可根据空腹血糖水平选择胰岛素类型。空腹血糖高时，需要使用长效胰岛素，如睡前长效胰岛素，或直接使用早晚餐前预混胰岛素。空腹血糖不高时，可单独选用三餐前短效胰岛素。

那么，如何调整胰岛素用量呢？

在饮食定时、定量的前提下，参考前一日的血糖水平来调整胰岛素用量。第一步，要使空腹血糖达标；第二步，要使三餐后2小时血糖达标。

使用三餐前短效胰岛素+睡前长效胰岛素（3+1方案）者，根据今天空腹血糖水平，调整今晚睡前长效胰岛素用量；根据昨天三餐后2小时血糖，调整今天三餐前短效胰岛素用量。使用早晚餐前预混胰岛素者，根据昨天晚餐后2小时血糖和今天空腹血糖水平，调整今晚餐前预混胰岛素用量；根据昨天早餐后2小时、午餐后2小时血糖，调整明天早餐前预混胰岛素用量。当餐前血糖和餐后2小时血糖一高一低的分离情况时，则需调整预混胰岛素的比例或改为3+1方案；当餐前血糖偏低时，可调整为在进食一半时执行胰岛素；当胃口差时，可调整为吃完饭后按进食的量补打胰岛素。

部分患者按餐前血糖水平来调整当餐的胰岛素用量，这样是不对的，会导致血糖越来越偏离目标值。

一些来源未明的保健品或"中药降糖药"，可能含有西药降糖药成分，在肾衰竭时务必高度警惕，务必要遵循医生医嘱，不要擅自改动治疗方案。

（孙　移）

 作者简介

孙　移

肾内科副主任医师。现任广东省廉江市人民医院肾内科主任。兼任湛江市血液净化质量控制中心血液透析专家组组员、湛江市医学会肾脏病及血液净化分会常务委员、广东省医院协会血液净化中心管理专业委员会委员、广东省生物医学工程学会血液净化专业委员会常务委员、广东省女医师协会肾脏病及血液净化专业委员会常务委员。参编《慢性肾衰竭》。擅长于慢性肾脏病管理、肾衰竭危重症的抢救、各种血液技术的运用、自体内瘘术、深静脉置管术、血液净化室的质量管理和院感管理及布局设计。

第三十三章 | 怎样合理控制慢性肾脏病患者的血脂

💬 **主编寄语**

慢性肾脏病患者大多存在脂质代谢紊乱，高脂血症可以加速肾脏疾病进展，良好的生活习惯和合理的调脂药物的应用是控制慢性肾脏病患者的基本措施。

一 什么叫高脂血症

血脂是血清中的胆固醇、甘油三酯和类脂等的总称，与临床密切相关的血脂主要是胆固醇和甘油三酯。血脂异常通常指血清中胆固醇、甘油三酯、低密度脂蛋白水平升高，俗称高脂血症。高脂血症可以根据临床特点分为：高胆固醇血症、高甘油三酯血症、混合型高脂血症（胆固醇及甘油三酯均升高）和高低密度脂蛋白血症4种类型。

二 高脂血症对慢性肾脏病患者有哪些影响

慢性肾脏病患者大多存在脂质代谢紊乱，如肾病综合征、终末期肾脏病、血液透析等患者大多数合并有高脂血症。高脂血症可以加速肾脏疾病进展，促进肾小球硬化，加

速肾功能减退，导致患
者提早进入血液透析治
疗，加重肾脏病患者的
负担。另外高脂血症可
以加速患者血管硬化与
狭窄，导致如冠状动脉
粥样硬化性心脏病，脑
卒中等心脑血管疾病的
发生率大大增加，降低
慢性肾脏病患者生活质
量，严重时可以导致患
者死亡。所以，慢性肾

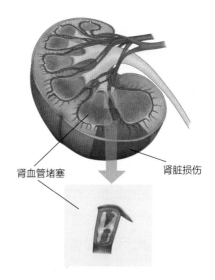

肾血管堵塞　　　　　　　　肾脏损伤

高血脂堵塞血管

脏病患者的血脂管理是治疗慢性肾脏疾病的基础，也是改善
预后的关键因素。

三　哪些慢性肾脏病患者应积极控制高脂血症

原则上一般高脂血症都要进行积极干预治疗，但有些慢
性肾脏病、例如微小病变肾病综合征引起的高脂血症是一过
性的，慢性肾脏病活动控制后高脂血症也随之消失，甚至是
低蛋白血症发生后的一种代偿反应，因此，对于估计在短期
内可以控制的慢性肾脏病，可暂不给予降脂药物。另外，对
于进入透析治疗的患者，过低血脂对患者的生存是不利的，
因此，透析患者轻至中度高脂血症，如非心血管病高风险，
可不给予降脂药物。

四　如何合理控制慢性肾脏病患者的血脂

1. 饮食与生活习惯改变　血脂异常明显受饮食及生活方式的影响，饮食治疗和生活方式改善是治疗血脂异常的基础措施。无论是否进行药物调脂治疗，都必须坚持控制饮食和改善生活方式。

（1）养成良好饮食习惯：在满足每日必需营养需要的基础上控制总能量，每餐不过饱，尽量减少暴饮暴食的频率和程度。注意挑选脂肪含量低的食物，细嚼慢咽以延长进食时间，每餐达到七分饱即可，餐后可以适当加点水果，但不宜多。

（2）建议低胆固醇、高多不饱和脂肪酸饮食：多聚不饱和脂肪酸可以治疗高脂血症，一般是使用富含亚油酸（ω-6）的食物，常用的有玉米油和红花油。ω-6多不饱和脂肪酸能降低血浆总胆固醇、低密度脂蛋白、极低密度脂蛋白水平，可以降低患者血肌酐水平，减少尿蛋白排泄率，降低肾小球硬化发生率。

（3）补充鱼油：鱼油富含ω-3多不饱和脂肪酸，ω-3多不饱和脂肪酸对降血脂有益，主要降低甘油三酯。鱼油有降脂和抗炎的双重效果。

（4）其他：控制体重，戒烟、限酒。

2. 运动　可以制定适当体力活动目标，如每日步行多少公里或行走多少步以代替每天多活动或运动的模糊目标。每日运动量及强度根据个人情况而定，避免过量，使自己运动后觉得舒适而不是劳累。如出现如下症状时说明运动已过量，应立即停止运动。

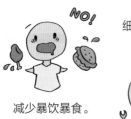

细嚼慢咽，吃含脂少的食物。

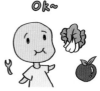

减少暴饮暴食。

选多聚不饱和脂肪酸食品。

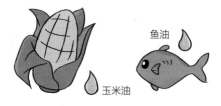

鱼油

玉米油

避免高脂饮食

（1）心跳不正常，如出现心率比日常运动明显加快，心律不齐、心悸、心慌、心率快而后突然变慢等。

（2）运动中或运动后即刻出现胸部、上臂或咽喉部疼痛或沉重。

（3）特别眩晕或轻度头疼、意识紊乱、出冷汗或晕厥。

（4）严重气短。

（5）身体任何一部分突然疼痛或麻木。

（6）一时性失明或失语。

3. 药物

（1）**他汀类降脂药物：**他汀类药物是血脂异常药物治疗的基石，其主要作用是抑制肝脏合成胆固醇，增加肝脏低密度脂蛋白受体合成，从而促进肝脏对低密度脂蛋白和极低密度脂蛋白的清除。目前认为应用他汀类药物是治疗慢性肾脏病血脂紊乱，防治动脉硬化的一个安全有效的选择。

他汀类药物可在任何时间段每天服用1次，但在晚上服用时低密度脂蛋白降低幅度可稍有增多。他汀类药物应用取得预期疗效后应继续长期应用，如能耐受应避免停用。如果应用他汀类药物后发生不良反应，可采用换用另一种他汀类药物、减少剂量、隔日服用或换用非他汀类调脂药等方法处理。

（2）**贝特类降脂药物**：主要通过增加脂蛋白脂酶的活性而增加甘油三酯的降解，同时也减少肝脏极低密度脂蛋白的合成和分泌，因此可以降低血浆甘油三酯和增加高密度脂蛋白水平。临床上可供选择的贝特类药物有非诺贝特、苯扎贝特、吉非贝齐等，其适应证为高甘油三酯血症或以甘油三酯升高为主的混合型高脂血症和低高密度脂蛋白血症。

（3）**胆酸螯合剂**：主要为碱性阴离子交换树脂，在肠道内能与胆酸呈不可逆结合，因而阻碍胆酸的肠肝循环，促进胆酸随大便排出体外，阻断胆汁酸中胆固醇的重吸收。通过反馈机制刺激肝细胞膜表面的低密度脂蛋白受体，加速血液中低高密度脂蛋白清除，结果使血清胆固醇水平降低。

（4）**烟酸类药物**：烟酸属B族维生素，当用量超过作为维生素作用的剂量时，可有明显的降脂作用。

（5）**其他类降脂药物**：如普罗布考、n-3脂肪酸。

（6）**中医中药治疗**。

4．监测

（1）饮食与非药物治疗者，开始3~6个月应复查血脂水平，如血脂控制达到建议目标，则继续非药物治疗，但仍需每6个月至1年复查，长期达标者可每年复查1次。

（2）服用调脂药物者，需要进行更严密的血脂监测。首次服用调脂药物者，应在用药6周内复查血脂及转氨酶和肌酸激酶。如血脂能达到目标值，且无药物不良反应，逐步改为每6~12个月复查1次；如血脂未达标，且无药物不良反应者，每3个月监测1次。如治疗3~6个月后，血脂仍未达到目标值，则需调整调脂药物剂量或种类，或联合应用不同作用机制的调脂药物进行治疗。每当调整调脂药物种类或剂量时，都应在治疗6周内复查。

（3）有时患者采用单一药物控制血脂不理想，未达目标值，为了提高血脂达标率，同时降低不良反应的发生率，不同类别调脂药的联合应用是一条合理的途径。

（4）治疗性生活方式改变和调脂药物治疗必须长期坚持，才能获得良好的临床益处。

（黄祖奕）

作者简介

黄祖奕

　　肾内科副主任医师，毕业于广西医科大学临床医学系，本科学历，学士学位。兼任湛江医学会肾脏病及血液透析分会委员。擅长各种原发性及继发性肾脏疾病的诊断及治疗；擅长于各种原因导致的急性肾功能衰竭、慢性肾功能衰竭的诊断及治疗；熟练掌握深静脉置管术、肾穿刺活检术、血液透析等肾内科相关技术。

第三十四章

怎样合理控制慢性肾脏病患者的尿酸

💬 **主编寄语**

高尿酸血症是慢性肾脏病进展的独立危险因素，对于慢性肾脏病患者而言，不论是原发的高尿酸血症抑或由于肾功能损害导致的高尿酸血症，均应规范化治疗，控制血尿酸在达标水平，减轻尿酸对肾脏的进一步损害。必须注意的是，降尿酸药和控制尿酸发作的止痛药物均有较突出的毒副作用，慢性肾脏病患者应用不当会带来严重后果，必须在有经验医生的指导下应用，切忌滥用。

肾脏疾病是高尿酸血症的重要病因，随着慢性肾脏病的进展，高尿酸血症发生率明显升高。高尿酸血症不仅是肾脏损害的标志，同时也是促进慢性肾脏病进展的独立危险因素。长期高尿酸血症所导致的慢性肾脏病（尿酸性肾病）已经在本书第十七章阐述。

一 怎么看待慢性肾脏病患者的高尿酸血症

对于普通人群而言，高尿酸血症是指在正常嘌呤饮食状态下，非同日两次空腹血尿酸的水平：男性＞420μmol/L，女性＞360μmol/L，以上标准也同样适合慢性肾脏病患者。但非尿酸性肾病的慢性肾脏病患者尿酸升高至少包括两种情况，其一是继发于慢性肾脏病，由于肾功能损害导致尿酸排泄能力下降而引起高尿酸血症，这种情况下，血尿酸升高与血肌酐升高是"平行"的；另一种情况是在慢性肾脏病的基础上原发高尿酸血症，由于机体尿酸合成过多而导致高尿酸血症，此时血尿酸升高与血肌酐升高可能是"不平行"，血尿酸更显升高。

二 为什么高尿酸血症会加重慢性肾脏病患者的肾脏损害

无论上述哪种情况引起的高尿酸血症，尿酸均会进一步加重慢性肾脏病的严重程度。首先，当血清尿酸升高到一定水平，尿酸盐会结晶沉积于肾间质，引起慢性间质性肾炎，进而加剧肾功能不全。必须注意的是，慢性肾脏病患者由于合并不同程度的代谢性酸中毒，在酸性环境下，尿酸的溶解度会更低而更容易在肾间质沉积而导致肾损害。其次，对于原发性高尿酸血症患者，尿液中尿酸浓度升高而形成尿路结石，较小者呈沙砾状随尿排出，无症状，较大者会梗阻尿路引起肾积水，导致肾功能损害进一步加重。再次，高尿酸血症可诱发或加剧糖尿病和高血压、诱发心力衰竭，进一步加剧尿酸对肾脏的损害。有研究发现：血尿酸控制良好的慢性肾脏病患者，肾功能继续恶化率仅16%；而未控者，肾功能继续恶化率则高达47%。

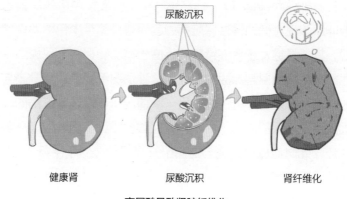

| 健康肾 | 尿酸沉积 | 肾纤维化 |

高尿酸导致肾脏纤维化

 如何控制慢性肾脏病患者的尿酸水平

1. 饮食控制 避免进食高嘌呤食物（见本书第十七章文末），各种刺激食物如辣椒、姜、芥末等也应少进食。应注意食物烹调方法，如鱼、肉煮汤，肉中的嘌呤多进入汤中，弃汤后食用可减少嘌呤进入体内。

2. 多饮水 保证尿量在每天1 500ml以上，最好在每天2 000ml以上，以白开水、碱性矿泉水等为好，不推荐浓茶、咖啡和碳酸饮料等，因尿酸在碱性环境中容易溶解，可减少尿酸结晶在肾脏沉积。

3. 规律运动，控制体重 建议患者根据个人情况坚持做适度的有氧运动（每天30分钟以上中等强度的锻炼，如快走、慢跑、太极拳、瑜伽、阻力训练等有氧运动）。但要防止剧烈运动或突然受凉。肥胖者应低热量、平衡膳食，增加运动量，以达到理想体重。

4. 药物降尿酸治疗 对于通过改变生活规律仍然不

能控制的高尿酸血症，须进行药物降尿酸治疗，治疗目标是血尿酸＜360μmol/L，对于有痛风石，慢性关节炎、痛风频繁发作及尿酸性肾病等患者，血尿酸应控制在300μmol/L以下，但不应低于180μmol/L。但对于已经进入透析的慢性肾脏病患者，如无痛风发作，可不强行要求达标。

四 慢性肾脏病患者高尿酸血症治疗注意事项

1. 坚持规范化治疗 稳定将尿酸降至达标水平是高尿酸血症治疗的基本原则。不少高尿酸血症患者在痛风发作时才紧急求医，在发作间歇期又不将之当回事，这是非常错误的。降尿酸治疗必须持之以恒，即使血尿酸达标后还要长期持续使用，并定期监测。病友还必须特别注意的是，对于慢性痛风，在降尿酸治疗过程中，痛风的发作常常比降尿酸治疗前更频繁或更严重，不少患者因为不了解这个规律或者由于痛风发作的痛苦而丧失治疗信心，这是非常可惜的。

2. 合理控制痛风发作 痛风发作是非常痛苦的，此时治疗的重点不是降尿酸，而是消炎止痛，此时如若降尿酸，痛风发作会更厉害。控制痛风急性发作的药物主要有三类：非甾体抗炎药、秋水仙碱、

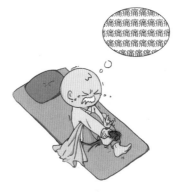

痛风发作疼痛难忍

糖皮质激素。我们必须明白的是，这些药都没有降尿酸的作用，只有止痛作用，而且有较突出的副作用，必须在医生的指导下应用，千万不要滥用，起效后应尽快逐渐减停，症状缓解后方可开始降尿酸治疗。

3. **结合肾功能选择降尿酸药物** 降尿酸治疗方案应根据高尿酸血症的分型和慢性肾功能衰竭的严重程度精细选药。对于慢性肾脏病3期以前的患者，一般首选苯溴马隆等促尿酸排泄的药物，但如仍无法达标，应改用或抑制尿酸生成的药物非布司他或别嘌醇，若抑制尿酸生成或促进尿酸排泄药物单药治疗不能使血尿酸水平达标，可以考虑联合用药治疗。所有降尿酸药物均应从低剂量开始使用，逐渐加量，直到血尿酸降至目标范围。对于合并肾结石的慢性肾脏病患者及慢性肾脏病4～5期或接受透析治疗的慢性肾脏病患者，建议使用非布司他，因为促进尿酸排泄的药物可能会加重肾结石，或者因为肾功能太差而不能起效，而别嘌呤醇慎用或禁用于肾功能太差患者。

4. **高度注意降尿酸药物的不良作用** 别嘌呤醇可引起过敏，严重时可导致剥脱性皮炎，后者是非常严重的过敏反应，死亡率非常高。别嘌呤醇严重过敏反应可能与遗传因素有关，年老以及肾功能严重受损的患者，其发生率和严重程度常常更高，慢性肾脏病患者使用该药时应该特别注意，必须从最小剂量开始，且必须在有经验医生的指导和监控下使用。非布司他与别嘌呤醇属同一类药物，但其发生过敏的概率远远小于别嘌呤醇，对于年老以及肾功能严重受损的高危患者，建议使用，但价钱较高。苯溴马隆、非布司他和别嘌醇均有较高概率的肝功能损害副作用，应用时均必须密切监测肝功能。在苯溴马隆治疗过程中，还应充分饮水和碱化尿液，防止肾结石形成。

5. 避免应用升高尿酸的药物　包括利尿剂、部分降高血压药物、部分抗结核药、水杨酸类药物均有升高尿酸的作用，临床用药时应注意调整。

（陈　玮）

作者简介

陈　玮

　　肾内科副主任医师，毕业于广西医科大学临床医学专业，本科学历，学士学位，现任廉江市人民医院血透室副主任，兼任湛江医学会肾脏病及血液透析分会委员。擅长各种原发性和继发性肾脏病的诊治及血液净化治疗技术，熟练掌握各种肾病专科手术（如腹膜透析置管术、肾活检术、中心静脉置管术等。

第三十五章

慢性肾脏病贫血的管理

💬 **主编寄语**

慢性肾脏病患者的贫血发生率和贫血严重程度会随肾功能的下降而逐渐增加，这是中后期患者的基本表现。血红蛋白控制达标可明显提高患者的生存时间和生活质量，合理应用促红素是关键，并在此基础上依据缺乏情况适当补充铁剂、叶酸等造血原料，清除尿毒素、优化患者的造血环境也非常重要。

血红蛋白正常值为120~160g/L（女性为110~150g/L），低于正常值为贫血。说到贫血，相信很多慢性肾脏病患者并不陌生。贫血不仅在慢性肾脏病人群中发病率高，而且贫血发生率和贫血严重程度随肾功能的下降而逐渐增加，因此专业上也将慢性肾脏病患者的贫血称为肾性贫血。

让我们一起来了解一下贫血的表现与危害吧。红细胞的主要功能是携带氧气和部分二氧化碳。所以，随着红细胞数量减少，对氧气的携带量会减少，机体变成缺氧状态。患者会有乏力、头痛、头晕、耳鸣、注意力不集中、失眠及活动后心慌、气短等，长期或严重贫血患者会有心绞痛、心力衰竭等，严重时会有生命危险。此外，贫血还可能加重肾功能恶化，同时增加心血管疾病发生风险及死亡风险。

 慢性肾脏疾病为什么会导致贫血发生

1. 促红细胞生成素不足 正常人体肾脏平时低水平地合成分泌促红细胞生成素，保持骨髓造血；在开始出现贫血时，合成分泌促红细胞素会增多，促进造血。遗憾的是，慢性肾衰竭时，肾脏结构破坏导致合成和分泌促红细胞生成素的能力减退，出现了肾性贫血。

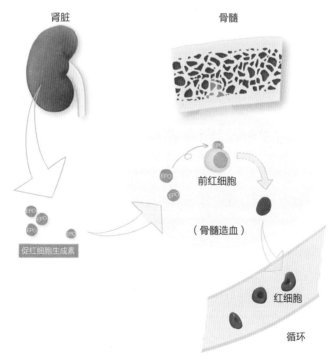

肾脏促红素产生减少是导致肾性贫血的主要原因

2. **造血原材料不足**　骨髓造血需要铁、叶酸、维生素B_{12}、蛋白质等原材料。慢性肾衰竭的患者，胃口常常较差，有时又过度忌口，导致摄入营养不足，影响造血能力，出现营养不良性贫血，最为常见的是缺铁性贫血。

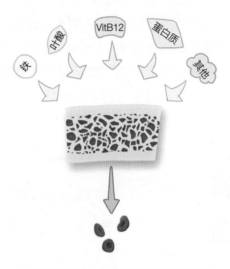

造血原料不足也是导致肾性贫血的重要原因

3. **血液丢失**　慢性肾脏患者的常用口服药物中，有不少可导致胃黏膜损害，尿毒素也可以加重胃黏膜损害，造成慢性失血。为了监测病情，频繁抽血检查，也会造成血液丢失；当然，每季度抽血检查1次，采血量对贫血的影响不大。

(二) **怎样合理防治慢性肾脏疾病所导致的贫血**

治疗肾性贫血的基本原则是：定期检查、及时处理。要定期检查血常规，及时发现贫血，进而检查血中铁、叶酸、维生素B$_{12}$、促红细胞素、白蛋白的水平，做到缺什么补什么，优化造血环境，同时注意堵住血液丢失的漏口。

（一）缺什么补什么

1. 补充促红细胞生成素　慢性肾脏病贫血的患者一般应常规补充促红细胞生成素。促红细胞生成素应从小剂量开始应用，每2~4周复查血常规，及时调整用药方案。促红细胞素有皮下注射和静脉注射两种给药方式。皮下注射的方式，作用持续时间长，有利于节省药物，且对血压影响较小。静脉注射的方式，方便血透患者血透后执行。补充促红细胞生成素能有效纠正慢性肾衰患者贫血，明显提高生活质量。

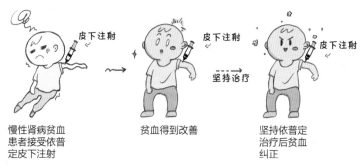

皮下注射　　　　皮下注射　　　　皮下注射

坚持治疗

慢性肾病贫血　　　贫血得到改善　　　坚持依普定
患者接受依普　　　　　　　　　　　治疗后贫血
定皮下注射　　　　　　　　　　　　纠正

补充促红细胞生成素是治疗慢性肾脏病贫血的最主要治疗措施

2. 补充铁剂　铁剂的药物补充途径主要有口服和静脉输注两种。口服途径，相对来说便捷安全，适合非血透患者，但主要问题是胃肠道反应大，在有一定的铁储备后吸收就更不好了，一些含铁丰富的食物如牛肉、猪血，吸收效果好。静脉注射途径，相对不便且风险高，适合血透患者，但补铁效果肯定，吸收不受铁储备影响。血透患者一般需要较高的铁储备，才利于造血，所以往往需要静脉补铁。补铁不要着急，要按说明书慢慢补充，铁摄入过多过快，会抑制人体免疫功能，反而得不偿失。

3. **补充叶酸片**　市面上的叶酸片有两种，一种是每片5mg的常用装，相对便宜，性价比高，可作为首选；一种是每片40μg的孕妇专用装，售价较贵。慢性肾脏病患者如果饮食不足或偏食，应适度补充叶酸，血透可以清除叶酸，因此维持血透的患者也应适度补充叶酸。

4. **补充维生素B_{12}**　正常人维生素B_{12}是经由胃吸收的，正常饮食中，很多食物富含维生素B_{12}，在没有胃病时，一般不易出现维生素B_{12}缺乏。出现维生素B_{12}缺乏时，往往要注意有没有胃病，此时口服已难吸收，通常需要肌注补充。血透可以清除维生素B_{12}，因此维持血透的患者应适度补充维生素B_{12}。

5. **缺乏蛋白质、热量的，需要增加摄入**

（1）胃口差、不想吃，需要调整胃口。此时要注意，酸中毒、尿毒素水平高，都会明显影响胃口，需要及时纠正酸中毒，达到血透指征的要及早血透。

（2）不要忌口过度。有些患者得病后，道听途说，过度忌口，导致营养不均衡。要在营养师指导下进行饮食，确保营养充足而不增加机体负担。

（3）缺乏锌等微量元素。缺锌可以影响味蕾发育，补锌可改善胃口。

（4）中医辨证，脾虚等可引起胃口差，可用中医中药调理，有利于改善胃口。

（二）优化造血环境

1. 尿毒素高、炎症状态、透析不充分、透析器生物兼容性较差、肾性骨病、溶血、促红细胞生成素抗体产生等原因，会明显影响造血速度。生成的红细胞的寿命会减少。

2. 中医治疗对促进造血能力是有确切疗效的，如对血虚的治疗，但需要有经验的医生辨证施治。

三 慢性肾脏病贫血的治疗目标如何

慢性肾脏病贫血患者血红蛋白目标值要求较正常值稍低。他们的治疗目标值为：血红蛋白水平110～120g/L，建议不超过130g/L，否则会增加栓塞等风险。对于糖尿病、冠心病、脑梗死的患者，血红蛋白的目标值为100～120g/L。目标值应在开始治疗后4个月内达到。

（龙昌顺）

作者简介

龙昌顺

毕业于广东医学院，肾内科主治医生，从事肾内科工作10年，对肾内科的常见病、多发病积累了丰富的临床经验，掌握对血透患者的并发症管理，并有自己独到的管理方案；熟练深静脉穿刺置管术，包括临时导管、长期导管，并在B超机引导快速完成穿刺；擅长自体动静脉内瘘成形术。

第三十六章 | 慢性肾脏病患者日常用药注意事项

💬 主编寄语

合理的药物应用可控制慢性肾脏病患者的病情，延缓肾衰竭的发生，并减轻慢性肾脏病相关并发症。但"是药三分毒"，大多数的药物都需要通过肾脏代谢排泄，这会加重肾脏的负担甚至造成肾脏损害，而且在慢性肾脏病的中后期，由于肾脏代谢排泄药物的能力明显下降，有的药物会在体内蓄积而对身体其他部位产生毒性。因此，慢性肾脏病患者必须在有经验的医生指导下合理用药，切忌"久病成名医"，自己滥用药。

慢性肾脏病因为各种症状及并发症，常常需要服用不同种类的药物。所谓"是药三分毒"，又因为慢性肾脏病患者这个群体的特殊性，很多药物在使用过程中必须要非常谨慎。

首先，我们来了解下什么是药物的代谢。药物在体内被吸收以后，在体内的各种酶和体液的综合作用下，药物的化学结构发生转变，从而使药物慢慢失去效果，这个过程称为药物的代谢。因此代谢是药物在体内被消除的主要方式之一。肾脏是药物代谢的一个重要途径。慢性肾脏病的患者经常出现肾功能的下降，而肾功能的下降会引起经肾脏代谢的药物更容易在体内蓄积。因此，药物本身既可对肾脏有损伤，也可因为肾功能的下降导致代谢不足而引起体内药物的蓄积，从而使药物的毒性和副作用增加，给慢性肾脏病患者带来很多潜在的风险。

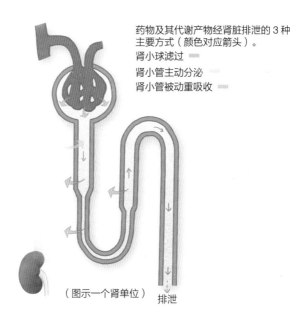

药物及其代谢产物经肾脏排泄的3种主要方式（颜色对应箭头）。
肾小球滤过　▬
肾小管主动分泌　▬
肾小管被动重吸收　▬

（图示一个肾单位）　排泄

药物经肾脏排泄的方式

有部分药物有潜在的肾毒性作用，不论肾功能是否下降，均可造成肾损伤，尽量避免使用，常见的药物见下表。

具有肾毒性的常见药物

药物类别	具体药物
抗生素类	两性霉素B、新霉素、多黏霉素、头孢菌素、氨基苷类抗生素（庆大霉素、卡那霉素、链霉素）、多黏菌素、万古霉素、四环霉素、抗结核药（利福平、异烟肼）等

续表

药物类别	具体药物
非甾体消炎药	吲哚美辛、布洛芬、保泰松、阿司匹林、复方阿司匹林、非那西汀、安替比林、氨基比林、对乙酰氨基酚等
抗肿瘤药	顺铂、别嘌呤醇、氨甲蝶呤、普卡霉素、丝裂霉素 C、亚硝基脲类、5- 氟尿嘧啶等
抗病毒药	阿昔洛韦、西多福韦等
抗惊厥药	三甲双酮、苯妥英钠等
利尿药	呋塞米、噻嗪类、甘露醇、低分子右旋糖酐等
中药类	含马兜铃酸类：马兜铃、寻骨风、天仙藤、关木通、青木香、广防己等；含生物碱成分类：雷公、草乌、益母草、蓖麻子、北豆根、麻黄等；动物中药类：鱼胆、海马、蜈蚣、蛇毒、斑蝥等；含砷类：砒石、砒霜、雄黄；含汞类：朱砂，升汞，轻粉，红粉等；含铅类：铅丹、明矾等
其他	各种造影剂

需要注意的是，很多患者会自行服用中药调理身体，但如上表所示很多中药本身就有毒性，使用过程中，剂量用法稍有不慎就会对人体造成伤害。除此以外在服用中成药的时候也可能含有对肾脏有毒性的成分。

慢性肾脏病患者一般用药方案是由医师和患者共同协商决定，患者应对以下的用药原则有所了解。患者在选择用药的原则：①明确诊断，合理选择药物；②依据不同的肾功能情况，对所选的药物的剂量或者使用间隔时间进行个性化的调整；③尽量选择非肾脏排泄或者双通道途径排泄的药物；④选择肾毒性小的或是无肾毒性的药物，如果不能避免使用此类药物，要监测药物浓度及肾功能的变化；⑤所使用的药物不会与正在使用的药物发生相互作用而产生不良反应。

反映慢性肾脏病患者肾功能最准确的指标是肾小球滤过

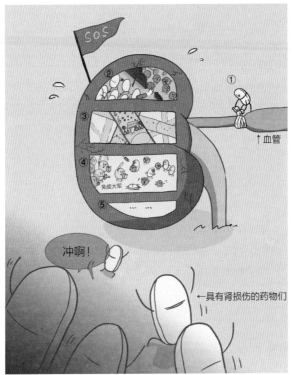

药物损害肾脏的各种情况：①缩血管；②直接损伤肾细胞；③堵塞肾小管；④引起免疫反应间接损伤；⑤其他。

药物毒害肾脏

率。按照肾小球滤过率，慢性肾脏病可以分为5期（见第二章）。而医师使用药物的时候应该考虑到患者的肾小球滤过率。慢性肾脏病患者应该通过肾脏病专科医生对自己的肾功能情况有所了解，并且在不同医疗机构就诊的时候及时给接诊的医师提供关于肾功能的相关信息，从而协助医师调整用药方案及剂量。建议患者不要频繁更换治疗的医师，您经常就诊的医师往往对您的肾功能情况更加了解，从而有助于做出合适的药物使用方案。

除了处方药之外，患者还常常可能自行至药房购买非处方药。但因为缺乏医学相关的背景知识，很多慢性肾脏病患者无法辨别自己使用的药物是否属于需要调整的药物类型，建议在药房购买非处方药物的时候，将自己的肾功能信息提供给药师，同时注意阅读药物说明书，看上面是否注明肾功能不全患者慎用或者禁用，或者提供了不同肾功能水平相应需要调整的剂量。另外由于慢性肾脏病患者对药物代谢功能的下降及体内存在的各种电解质紊乱，即便是营养补充剂及保健品也同样存在风险，建议患者在购买此类商品时，应认真咨询医师及药师的意见。下表为一些常见的药物在肾功能不全的时候需要依据肾小球滤过率而进行调整的剂量，可供参考。

慢性肾脏病患者需要依据肾功能进行调整剂量的药物和调整方法

药物种类	常见药物名称	调整方法
降压药/心血管药物	转换酶抑制剂（卡托普利、培哚普利、西拉普利、依那普利、洛丁新等，通用名多以"普利"结尾）血管紧张素受体滞阻剂（科素亚、代文、安博维等，通用名多以"沙坦"结尾）	双侧肾动脉狭窄禁用；开始应用或剂量增加1周内应检测 GFR 和血钾；GFR < 45ml/（min·1.73m^2）时应小剂量开始，在并发疾病、计划静脉用造影剂、肠镜前肠道准备，或者大手术前暂停使用；不要在 GFR < 30ml/（min·1.73m^2）时应常规中断用药，其仍有肾脏保护作用
	β受体阻断剂（普萘洛尔等，通用名多以"洛尔"结尾）	GFR < 30ml/（min·1.73m^2）时剂量减半
	地高辛	基于血浆药物浓度减量

续表

药物种类	常见药物名称	调整方法
降糖药	二甲双胍	GFR $<$ 30ml/（min·1.73m^2）时避免应用；如出现急性不适，停止使用
	磺胺类药物（格列齐特，格列喹酮等）	GFR $<$ 30ml/（min·1.73m^2）时主要从肝脏代谢的药物需减量
	胰岛素	GFR $<$ 30ml/（min·1.73m^2）时需要减量
降脂药物	非诺贝特	可增加血肌酐
镇痛药	非甾体消炎药（阿司匹林、对乙酰氨基酚、吲哚美辛、萘普生、萘普酮、双氯芬酸、布洛芬、尼美舒利、罗非昔布、塞来昔布等）	在GFR$<$30ml/（min·1.73m^2）时应避免使用；不推荐GFR$<$60ml/（min·1.73m^2）时中长期应用
抗菌药物	青霉素类（氨苄西林、阿莫西林等）	GFR $<$ 15ml/（min·1.73m^2）时大剂量应用存在风险
	氨基糖苷类（链霉素、庆大霉素、庆大霉素珠链、卡那霉素、丁胺卡那霉素、双去氧卡那霉素）	GFR $<$ 60ml/（min·1.73m^2）时减量和/或延长用药间隔；避免同时用耳毒性药物，如呋塞米
	大环内酯类（红霉素类、麦迪霉素类和螺旋霉素类）	GFR $<$ 30ml/（min·1.73m^2）时剂量减半
	喹诺酮类（诺氟沙星、依诺沙星、环丙沙星、氧氟沙星、洛美沙星、培氟沙星等）	GFR $<$ 15ml/（min·1.73m^2）时剂量减半

续表

药物种类	常见药物名称	调整方法
抗真菌药物	两性霉素	除没有其他选择之外，在 GFR $<$ 60ml/（min · 1.73m^2）时应避免使用
	氟康唑	GFR $<$ 45ml/（min · 1.73m^2）时剂量减半
	氟胞嘧啶	GFR $<$ 60ml/（min · 1.73m^2）时减量
抗凝药物	低分子量肝素	GFR $<$ 30ml/（min · 1.73m^2）时剂量减半
	华法林	GFR $<$ 30ml/（min · 1.73m^2）时增加出血风险，应小剂量应用

总而言之，慢性肾脏病患者在服用药物的时候一定要慎之又慎！切记要在专业医师的指导下合理用药，不要擅自用药和改变剂量。只有在合理安全的用药下，慢性肾脏疾病才能得到良好的治疗。

（陈锦霞）

作者简介

陈锦霞

博士，长期从事肾脏病研究工作，在肾小球疾病诊治及慢性肾衰竭一体化治疗等方面有专长。

第三十七章

中医肾虚和慢性肾脏病的异同

💬 主编寄语

　　虽然大部分慢性肾脏疾病有"肾虚"证候，但有些慢性肾脏疾病在某个阶段却并不一定出现"肾虚"的证候。因此，中医之"肾虚"与西医的慢性肾脏病既有区别，也有交叉。当您被中医诊断为"肾虚"时，并不代表您一定患上某种慢性肾脏疾病，但建议您应该同时进行西医诊断不要只满足于中医的诊断。如果没有患上慢性肾脏病，可用中医方法慢慢调理，如果有，则最好进一步请西医将病情弄清楚，再进行中医、西医或中西医结合治疗。反之，无"肾虚"证候者也不一定能排除患慢性肾脏病的可能。

一　什么是肾虚

　　民间所说的"肾虚"是中医的概念，是指中医的"肾"虚了，而西医并没有"肾虚"的概念。中医认为，大多数疾病发展到一定阶段，均可累及属于"先天之本"的肾而出现肾虚的证候。因此，被中医辨证为"肾虚"很平常，常见的"肾虚"包括肾阴虚、肾阳虚、肾虚水泛、肾气不固、肾精不足、肾不纳气等。例如青少年的神经衰弱大多属于"肾阴

虚"，中青年人的性功能减退、
不育均属于肾阳或肾阴虚，
老年人骨质疏松所致的腰
背酸痛、前列腺肥大导致
排尿不畅等也均有可能
被辨证为"肾虚"，老人
家常见的慢性肺气肿在
中医辨证中常是"肾不纳
气"，这些均不一定代表患

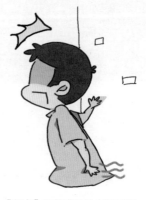

"肾虚"是很常见的中医证候，
不能与肾脏病等同

者存在真正的肾功能减退，他
们的肾脏结构和功能可能都是正常，
也并不代表他们患上某种慢性肾脏疾病。

二 慢性肾脏病患者一定是肾虚吗

　　有些慢性肾脏疾病在某个阶段并不一定出现肾虚的证
候，部分慢性肾脏病中医辨证则认为其病在脾（中医的脾
和西医的脾也不是同一概念），其证为"脾虚湿热、瘀阻脉
络"；有的则认为其病主要在肝，其证为"肝郁脾虚，湿热
内蕴"。当然，由于五行相生相克，肾属水、脾属土、肝属
木，而土克水、木克土、水生木，因此更多的慢性肾脏病的
中医辨证可能累及脾肾、肝肾，例如刚起病的肾病综合征中
医辨证常常是"脾肾阳虚，水湿泛滥"，而应用激素治疗一
段时间后可能转为"肝肾阴虚，血瘀阻络"等，而慢性肾炎
早期可能辨证为"肝郁肾虚，湿热内蕴"。

　　虽然如此，但大部分西医的慢性肾脏疾病还是有"肾

虚"证候的。最为经典的是，当慢性肾脏病发展至最终结局尿毒症，其中医辨证属于"水肿""癃闭""关格""溺毒""虚劳"范畴，主要存在"虚、浊、瘀、毒"四大病理机制，中医辨证以"脾肾两虚"为本，以"湿浊、湿热及血瘀"为标。由于正虚邪实、正不胜邪而出现尿毒症的系列症状。而这些中医学观点与现代医学的认识也有一致之处，例如"脾肾两虚"是人体的代谢免疫功能紊乱，不能有效地产生人体所需的能量物质等；而"浊毒内蕴"则是由于肾脏的排泄功能降低而导致体内有毒代谢产物不能排出体外，尿毒症毒素在体内堆积；"血瘀"阻络则是肾脏纤维化导致肾脏的血流量减少等等。从这些角度而言，中医的肾虚与西医的慢性肾脏病是有交叉重叠的。

虚 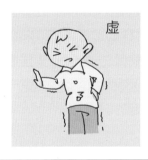	浊 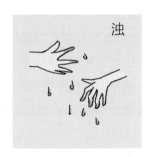
瘀 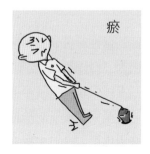	毒 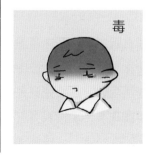

慢性肾脏病中晚期的中医病机

那么，西医的慢性肾脏病是如何定义的呢？通俗而言，任何人肾脏的结构和/或功能损害若超过3个月还不能完全恢复，这个人就患了"慢性肾脏病"。必须注意的是，很多人奇怪为什么肾脏病刚刚被发现就诊断为慢性肾脏病，这是因为很多慢性肾脏病起病非常隐匿，刚发现并不代表刚发生，因此也被医生诊断为"慢性肾脏病"，而有的肾脏病即使是"刚发生"，但由于其病程属于慢性，也会被诊断为慢性肾脏病。

必须知道的是，慢性肾脏病并非一种疾病，而是一大类疾病的总称。本书从第八章至第二十章所介绍的肾脏疾病就是当前慢性肾脏疾病的主要病种，读者可依据自身的需要选择性地阅读了解。在我国，最常见的慢性肾脏病是慢性肾炎，其次的是糖尿病肾病，再次是高血压肾病，在有些文化和经济比较落后地区，由于肾结石和/或尿路感染未能及时治疗，也成为慢性肾脏病的主要病因之一，而在美国等发达国家，最常见的慢性肾脏病是糖尿病肾病，这些国家一半以上的尿毒症患者是糖尿病肾病引起的。

三 肾虚了怎么办

综上所述，中医之肾虚与西医的慢性肾脏病既有区别，也有交叉。因此，当您被中医诊断为"肾虚"时，您应该同时弄清楚西医的诊断究竟是什么，不能只求满足于中医的诊断。肾虚并不一定代表肾脏有病，甚至只是属于功能性的紊乱，例如神经衰弱、早泄等，这些肾虚可以通过中医方法慢慢调理，即可无碍；而有的肾虚则是肾脏真的发生了病变，甚至是严重的病变，这些疾病则应用西医的方法诊断清楚，采用正规的西医治疗，必要时可兼用中医，进行中西医结合治疗，千万不可大意而胡乱服用中草药，很可能会导致慢性肾脏病，最后还可能发展至尿毒症，那就后悔莫及了！

（刘华锋）

作者简介

刘华锋

　　医学博士，教授，主任医师，博士生导师。现任广东医科大学附属医院副院长、广东医科大学肾病研究所所长，中国病理生理学会肾脏病分会常委，中国中西医结合肾病学会委员，广东省医学会肾病分会、血液净化分会常委，湛江市医学会肾脏病与血液净化分会主任委员。至今主持国家自然科学基金5项，发表科研论文200多篇，其中被SCI收录40多篇，获广东省科技进步奖5项，参加国家科技进步奖1项。对各种慢性肾病和系统性红斑狼疮的诊治有专长，建立了当前粤西唯一的"慢性肾脏病防控重点实验室"和"慢性肾脏病规范化管理中心"。

第三十八章

慢性肾脏病患者怎样合理进行中医调理

💬 主编寄语

　　慢性肾脏病患者应用中医调理是可行的，但必须在有经验的医生指导下正确运用，千万不能道听途说、滥用民间土法，或求助于没有经验、甚至没有从医资质的民间"名医"，那样很可能导致贻误病情，甚至会加重病情而后悔莫及，这也是我们医生所不愿意见到的。慢性肾脏病病友对此务必慎之又慎！

　　"中医调理"是我国老百姓普遍认可的防病和治病方式，甚至已成为当今很流行的养生方式。老百姓没病时也很喜欢用"中医调理"的方式来预防疾病、强身健体；有病了更要寻求通过"中医调理"来治疗疾病或者协助康复。不可否认，如果用对了方法，"中医调理"当然能起到防病、治病的目的，但如果应用不正确，轻则浪费钱财和时间，重则将耽误病情、甚至加剧病情。笔者在数十年的从医经历中，类似的案例频频发生，病友们必须引起高度重视。

　　就如第一章所述，中医学应用整体观、辩证观和平衡观来认识疾病和治疗疾病，而肾作为"五脏之首"和"先天之本"，用中医调理来固本强肾（民间称"补肾"）、平衡阴阳，并借助五脏之间的相生相克进一步调理其他脏腑，无疑是一种值得认可的方法。特别是在当前西医还不能治愈大多数慢性肾脏疾病的现况下，慢性肾脏疾病患者喜欢选择通过中医或者中西医结合的方法来治疗慢性肾脏疾病也是无可厚非的，但中医调理必须强调方法正确。

一 慢性肾脏病患者进行"中医调理"时应注意什么问题

首先，必须充分认识到中医的肾与西医的肾脏是不完全相同的，这个问题在本书第一章已进行了比较充分的阐述。民间所谓的许多"补肾"方法基本上也是针对中医的"肾"去补的，与真正的肾脏不一定有关系，换句话说，民间经常使用的"补肾"疗法并不一定能使我们真正的"肾脏"更健康或者更强壮。而对于西医的肾脏而言，也即真正的肾脏而言，是无所谓补与不补的，只要不去伤害它，就已经是"补"了，因为人类的肾脏虽然很强大，但同时也很容易受伤，很多中西药物本身对肾脏就有严重毒性。不少人认为中药没有副作用，这观点是非常错误的，自古以来，中医就有"是药三分毒"的告诫。当前明确具有肾毒作用的中药是一类含有马兜铃酸的药物，中草药中的马兜铃、关大通、广防己、汉防己、寻骨风、青木香和天仙藤等等含有马兜铃酸，而中成药中如安阳精制膏、大黄清胃丸、导赤丸、分清五淋丸、龙胆泻肝丸、跌打丸和部分排石汤也可能含有马兜铃酸成分。至于不含马兜铃酸的中草药是否也具有肾毒性，目前尚不得而知，值得临床深入研究。笔者所带领的研究团队经

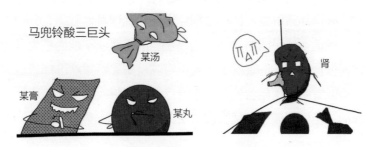

有些中药是很"伤肾"的

初步研究发现，在慢性肾脏病种类分布均等的前提下，肾穿刺活检前应用过中药治疗的一类慢性肾脏病患者，肾小管—间质的损伤较没有用过中药治疗的患者严重，而这些患者所服中药处方中大多并没有含马兜铃酸药物，提示不含马兜铃酸的中草药也可能是有肾毒性。

其次，中医药治疗是强调辩证的，在本书第一章已经谈到，肾阴与肾阳是一对相互依存又相互对抗的矛盾，用中医调理来"补肾"必须辨清阴阳与虚实等证候，这是大方向，如不辨清，大方向错了，就一切都错了，"补肾"就无异于火上浇油。中医有"苦寒之药伤正气"的说法，作为"先天之本"的肾，它不正是人体"正气"的根源吗？笔者日常工作中见到有些患者只是在肾中长了1个小结石，这个结石并没有导致肾脏积水等并发症，而却为了排出这个结石而长期不合理应用含有大量苦寒之品的排石清淋方剂，甚至长期应用含马兜铃酸的中药剂，这不正应了"伤正气"的中医理论？而事实上，这些苦寒之中药可导致肾脏纤维化也已逐步被西方医学所证实。

再次，要选择优良的中药材进行"补肾"，古代中医对中药的产地、采摘季节及炮制方法等是非常讲究的，而当前这方面的问题却非常突出，导致市场上中药质量参差不齐，甚至有中医药学者哀叹："中医败于药！"前面谈到的明确对肾脏有毒性的含马兜铃酸中草药，古代医者可能由于讲究了对药材产地、采摘季节和炮制方法等，使药物含马兜铃酸的肾毒性部分得到了避免，别的药物也一样，这也说明在施行"中医调理"时选择优良的中药材有多么重要了。

最后，在采用中西医结合治疗时，要特别注意药物之间的相互作用，西药与中药之间、中药饮片与中成药之间是否存在药性相互重叠或相互对抗。这个问题目前也是非常突出的。必须明确的是，中西医结合治疗绝对不是简单的"中医+西医"的治疗，不是简单的找一个中医生开中药，再找一个西医生开西药就能实现的，而当前真正中西医知识都能很好掌握的肾科医生甚少，这无疑给当前慢性肾脏病的中西医结合治疗造成了很大的障碍。

二 慢性肾脏病患者应怎样进行"中医调理"

那么，对于慢性肾脏病患者而言，怎么进行"中医调理"呢？我们建议可通过以下3种方式。

1. 单纯应用中药治疗某些慢性肾脏病，例如IgA肾病是我国最常见的慢性肾脏病，不少患者初起时临床表现为隐匿性肾小球肾炎（见本书第十一章），这些患者的蛋白尿并不多，甚至血压也偏低，无须应用激素等西药，甚至连护肾的降压药也无须应用，如此时对患者进行正确的中医辨证，单纯采用中医中药调理应该是合适的。

　　2. 应用中医来辅助增强西医治疗慢性肾脏病的疗效，例如很多肾病综合征患者初始起病时表现为全身浮肿、纳呆便溏、舌质淡胖、苔白腻滑、脉沉而细，此时中医辨证属"脾肾阳虚，水湿泛滥"证型，此时患者须应用激素等免疫抑制剂治疗，以期尽快控制病情，消除蛋白尿，如果在西医治疗的基础上，加用真武汤合温肾利水方来"温补脾肾，化气利水"，便能增强或加速激素等免疫抑制剂疗效，但如果不用西药而只用中药治疗，则可能导致病情控制起来比较困难或至少比较慢，因此不主张。

　　3. 应用中医药来减少西药在治疗慢性肾脏病中的不良反应，例如很多肾病综合征经激素治疗而完全缓解，患者水肿及蛋白尿完全消退，但有的患者继之出现五心烦热、目眩耳鸣、脉弦舌红、小便短赤等"肝肾阴虚"证候，此时可应用杞菊地黄汤加味来"滋补肝肾"，减小激素副作用，但如果此时害怕西药的副作用而突然将激素等免疫制剂停药，则是非常危险的；又例如部分肾病综合征患者经过一段时间的激素治疗后，水肿消退但蛋白尿却不能完全消失，出现面色苍白、四肢怠倦、手足心热、舌边红而苔白、脉沉细等"气阴两虚夹杂湿"的证候，则可考虑应用清心莲子饮加减益气养阴、清利湿热，协助西药将残余的蛋白尿消除。

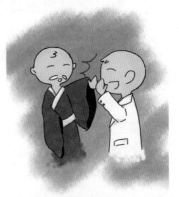

靠谱的中西医融合将为慢性肾脏病治疗带来福音

综上所述，慢性肾脏病患者应用中医调理是可行的，但必须在有经验的医生指导下正确应用，千万不能道听途说，滥用民间土法或求助于没有经验甚至没有从医资质的民间"名医"，导致贻误病情甚至加重病情而后悔莫及，这也是我们医生所不愿意见到的。这个问题，病友必须慎之又慎！

（刘华锋）

 作者简介

刘华锋

医学博士，教授，主任医师，博士生导师。现任广东医科大学附属医院副院长、广东医科大学肾病研究所所长，中国病理生理学会肾脏病分会常委，中国中西医结合肾病学会委员，广东省医学会肾病分会、血液净化分会常委，湛江市医学会肾脏病与血液净化分会主任委员。至今主持国家自然科学基金5项，发表科研论文200多篇，其中被SCI收录40多篇，获广东省科技进步奖5项，参加国家科技进步奖1项。对各种慢性肾病和系统性红斑狼疮的诊治有专长，建立了当前粤西唯一的"慢性肾脏病防控重点实验室"和"慢性肾脏病规范化管理中心"。

第三十九章 | 慢性肾脏病患者如何做好透析准备

💬 主编寄语

　　部分慢性肾脏病患者因为未接受正规治疗或者即使治疗也没法控制病情进展，最终将不得不进入透析治疗。虽然透析费用较高，也比较麻烦，但毕竟是让患者继续生存下去的主要办法，不可盲目排斥。终末期肾脏病患者须在医生的指导下选择正确的透析时机和透析方式，并做好透析前的充分准备，在药物的配合下，接受规范化的透析治疗，达到长期高质量生存的目的。

　　慢性肾脏病患者如得不到有效的治疗或者治疗不能控制病情进展，最终将不可避免地进入透析治疗。对于慢性肾脏病患者，正确认识到何时需要进入透析，这对其预后有举足轻重的作用。本章将会从以下几方面让慢性肾脏病患者更好地认识透析，做好透析前的准备。

一　慢性肾脏病患者为何需要进行透析治疗

　　当慢性肾脏病患者肾功能损伤达到一定程度，体内的有毒代谢废物和水分等不能充分通过尿液排出，而且当电解质、

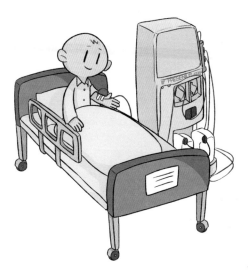

血液透析治疗

酸碱平衡出现紊乱超出人体代偿能力，患者就会出现多系统损伤，严重时危及患者的生命。此时患者会出现恶心、呕吐、纳差等，也可出现气促、呼吸困难和心律失常等表现，严重时会出现精神异常和抽搐；还会出现严重贫血、骨痛、高血压、酸中毒、水肿等全身不适表现。而透析（血液透析及腹膜透析）可协助身体排出有毒代谢产物和过多的水分，稳定内环境，消除或改善患者不适的症状、提高生活质量。

二　慢性肾脏病患者何时需要透析治疗

患者何时应该进入透析，即最佳透析时机是什么，相信很多中后期的慢性肾脏病患者都希望知道。最佳透析时机应该是在某个临界值之前透析不能为患者带来受益，而之后又会使患者可能承受某些风险，这个点则为最佳透析时机，目前还没有办法确立这个最佳时机。临床上一般依据患者有无尿毒症相关症状和体征决定是否透析，不推荐单纯依据特定的肾功能水平决定透析时机，慢性肾脏病患者出现以下尿毒症症状和体征时，说明需要进行透析治疗，见下表。

尿毒症症状和体征

尿毒症症状	尿毒症体征
乏力	惊厥 / 惊厥阈值改变
昏睡	闭经
精神错乱	中心体温降低
厌食	蛋白质—能量消耗
恶心	胰岛素抵抗
嗅觉、味觉改变	分解代谢增加
肌肉痉挛	浆膜炎
不宁腿	呃逆
睡眠障碍	血小板功能不良
瘙痒	嗜睡

对于上表提到的尿毒症症状和体征，一定要注意排除其他引起的类似临床表现的可逆性因素，在决定透析前一定要纠正这些可逆因素。一般认为，出现尿毒症心包炎或浆膜炎、尿毒症脑病危及患者生命是患者开始透析的绝对指征。但患者营养状态恶化、持续或难治性水负荷过重、严重的疲乏无力、难治的代谢性酸中毒等也提示患者需要接受透析治疗。目前有学者认为如果患者无症状，则没有最低肾小球滤

过率作为透析指征，但大多数专家认为当肾小球滤过率低于5ml/m（min·1.73m²）时，患者应该接受透析治疗，对于糖尿病肾病患者，肾小球滤过率低于15ml/（min·1.73m²）时应开始肾脏替代治疗。总而言之，根据每位患者具体情况来确定透析开始时机将会是今后的治疗趋势。

但慢性肾脏病患者出现以下表现时，需要进行紧急透析治疗，否则有生命危险，患者也应尽可能在此之前透析，不应该等到出现以下这些表现时才愿意接受透析治疗。

1. 严重高钾血症，血钾≥6.5mmol/l。

2. 脑水肿、肺水肿。

3. 尿毒症脑病。

4. 尿毒症心包炎。

三　如何选择透析方式

透析是利用透析装置将体内的排泄代谢废物和水分排出体外的治疗手段，透析分为血液透析和腹膜透析。

血液透析就是利用透析器作为半透膜，通过弥散、对流，将体内各种有害、多余的代谢废物和水分排出体外。腹膜透析则是利用患者的腹膜作为半透膜，利用重力作用将配好的透析液经过导管灌入患者腹腔，利用腹膜两侧存在溶质浓度梯度差，通过弥散、渗透作用，通过腹透液不断更换，以达到透析的目的。维持性腹膜透析有持续性非卧床式腹膜透析（CAPD）和自动化腹膜透析（APD）两种方式，两种腹膜透析方式都可居家完成。普通CAPD腹膜透析模式比较简单，不需要特殊透析设备，但操作起来比较麻烦，发生腹

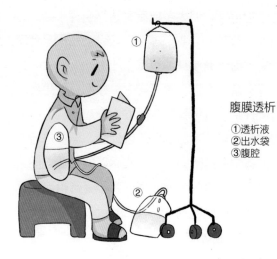

腹膜透析
①透析液
②出水袋
③腹腔

普通维持性腹膜透析治疗

膜炎的机会也比较大；而APD治疗可在夜间进行，白天不用透析，对于白天出外工作或者操作换液有困难的老人尤其合适，当前很多国产的PDGO自动腹膜透析机的性能已经非常好，已经无须依赖进口设备了。

血液透析需依赖透析器、透析液和护士穿刺，故患者要在规定时间定期回到透析中心接受治疗，而腹膜透析在患者置管后经培训及格，就可以在家里独立操作，是一种居家式透析治疗。大部分患者既适合接受血透治疗也适合做腹透治疗，但因两者各有优缺点，患者应结合自身条件和医生的建议进行选择。有下列情况患者更适合选择腹膜透析治疗：①大于65岁的老年人或行动不便的患者；②原有心、脑血管疾病且控制欠佳，血流动力学不稳定患者；③儿童；④无法建立血管通路的患者；⑤偏远地区离血透中心较远的患者。

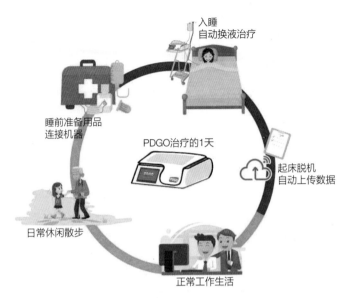

PDGO自动腹膜透析治疗

四　透析前应做什么准备

选择不同的透析方式，患者需要做不同的透析通路准备。选择血液透析患者需要至少提前8周建立自体动静脉内瘘或人工血管内瘘或半永久带涤纶套的深静脉透析导管，如果未建立自体动静脉内瘘或内瘘还不成熟时发生紧急病情变化需要即刻进行血液透析治疗，则须建立临时深静脉透析导管透析通路，这会给患者带来一定的创伤和副作用，是不得已而为之的办法。自体动静脉内瘘最常选择桡动脉和头静脉；深静脉置管常选择颈内静脉和股静脉。选择腹膜透析患者必须先进行腹腔置管术，一般在开始腹膜透析两周之前放置较好。腹透导管腹内段为终身使用，无须更换，而腹外段需半年更换一次，如出现污染、腹膜炎等情况需随时更换。

五 进入透析后，还需要药物治疗吗

透析治疗虽然能清除部分代谢废物和多余水分，但透析治疗并不能彻底地解决患者所有的临床问题，所以患者接受透析治疗后仍需要饮食的配合和药物治疗。如贫血需要接受依普定等促红细胞生成素的治疗，高血压需要服用降压药，继发性甲状旁腺亢进可应用帕立骨化醇等药物治疗甚至手术切除甲状旁腺；另一方面，患者可能合并其他疾病，需同时服用治疗的药物。狼疮性肾炎、糖尿病肾病患者如果仍然有狼疮有活动或血糖仍然高于目标值，还同时需要继续应用免疫抑制剂或降血糖等病因治疗。

（庞雅君）

作者简介

庞雅君

副主任医师，湛江市肾脏病学会常委，从事肾脏病诊疗17年。擅长于各种常见肾脏疾病的诊疗，擅长于自体动静内瘘的建立。

第四十章 | **怎样正确看待慢性肾脏病最终进入透析**

💬 主编寄语

慢性肾脏病患者进入终末期维持透析治疗，是肾衰竭发展的一个最终结局，并不是生命的终结。通过充分的透析、合理的饮食和药物调理，保持良好的心态，终末期肾脏病患者可以长期处于一种慢性病的状态，并维持数十年。所有患者应正确看待尿毒症透析状态。

随着医疗水平的进步，尿毒症透析已不再是一种噩梦，也不是"完蛋了"，而被称为一种慢性病状态。透析患者生存期也由以前的几个月，延长到十几年，二十几年甚至几十年，目前世界上透析时间最长的患者，已透析将近50年。如何正确看待尿毒症透析状态，是每一个慢性肾脏病患者尤其尿毒症透析患者应该重视的问题。

一 透析路上，您并不孤单

我国慢性肾脏病患者超过1亿，尿毒症患者估计100万～200万，目前正在接受透析治疗的患者约60万。历史上大名鼎鼎的袁世凯、梁启超都患有尿毒症，连我们的末代皇帝爱新觉罗·溥仪也是死于尿毒症，可见尿毒症从来都是一种很常见的病。慢性肾脏病患者一旦发展为尿毒症，进入透析，基本就需要终生维持这种状态了。透析治疗需要金钱、时间、家人的陪伴，甚至会因为时间的冲突丢掉工作……由于开始透析时的不适应，穿刺的疼痛，觉得恐惧、害怕，产生逃避心理都是可以理解的。但随着医保政策的完善，透析治疗技术的提高，设备、耗材的发展，透析的费用越来越低，透析的舒适性也不断提高，合理调整自己的心态，妥善安排好治疗时间，透析患者可以基本正常的工作、生活和学习。

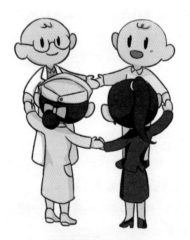

不要过度害怕透析治疗

二 透析可以治愈慢性肾脏病吗

透析只是一种对症治疗方法，并不能根治我们的肾脏病，充分透析后，身体状态会达到接近正常人的水平，很多病友就误以为肾脏病治好了，可以终止透析了，于是便私自停止透析，殊不知，停止透析后少则三两天，多则几周，就会出现高钾血症、严重代谢性酸中毒、急性左心衰等尿毒症表现。于是，等出现症状了，又急急忙忙来医院抢救，这不仅增加了患者的经济支出，也会影响了患者的身心健康，丢失残余肾功能。本来，这些都是可以绝对避免的。因此，一旦慢性肾脏病患者进入透析阶段，就需要终身治疗了。患者要尽可能地接受充分透析治疗，才能有效保护我们残余的肾功能，并且可以保护我们的心脑功能，延缓并发症的发生。

三　透析是否与吸毒一样，会成瘾

　　很多终末期的慢性肾脏病患者，虽然已然达到前面三十九章所描述的透析治疗时机，但还是不愿意进入透析治疗，总认为透析会成瘾，一旦开始透析就要终身透析，就好像不开始透析就可以终身不用透析一样。这种认识是大错特错的。是否需要终身透析是与肾功能的状态有关，

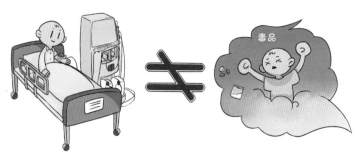

吸毒成瘾，透析不成瘾

严重的肾功能丢失终生不能恢复，就需要终生透析或者肾移植。因为"一旦开始透析就要终身透析"而拒绝透析治疗，正如"一早起来不吃饭，就整天不用吃饭"的歪理是一样的，中餐和晚餐用不用吃，与您当时的肚子饿不饿有关，而不是您早上是否吃饭决定的。弄明白这个道理很重要，弄明白了，达到透析的时机，就能坦然接受透析治疗。否则不但给自己带来额外的痛苦，还会增加抢救和死亡的风险。

四　怎么看待透析后尿量减少甚至不再排尿的状态

透析治疗，尤其是血液透析治疗，其高效性（短短几小时把体内的水分和毒素清除到较低的水平）也决定了它会加重对残余肾功能的损害，所以几乎所有患者在透析一段时间后尿量明显减少，甚至不再排尿了，尤其是透析间期体重增加比较明显的患者。这是一种正常的状态，不用太担心，因为这时候主要依靠透析来排毒排水了，但也要严重控制好透析间期体重的增加，建议透析间期体重增加控制在5%以内，或每天体重增加不超过1kg。

五　如何正确看待血透患者的内瘘

自体动静脉内瘘被称为血液透析患者的"生命线"，足见其重要性。良好的动静脉内瘘除了手术比较重要，更重要的是护理，尤其是居家护理。动静脉内瘘一般可以使用4~5年，护理恰当甚至可以使用10年以上。从被确诊为慢性肾脏病开始，就应注意双侧前臂、上臂血管的保护，避免大针穿刺血管，避免药物血管外渗。

六 如何看待透析的充分性

透析充分的患者，简单来说，就是能吃、能睡、精神好，透析患者应尽可能达到充分透析，否则会使透析效果大打折扣，不但不利于长期生存，也影响患者的生活质量。透析充分性除与透析频率有关外，还与血流量、透析液流量、透析器性能等有关。一般建议无尿的患者，每周透析时间至少12小时。建议使用自体动静脉内瘘透析，透析的血流量最少达200ml/min以上，条件允许可以达到300ml/min，甚至更高。建议使用高通量的透析器，定期血液透析滤过，血液灌流，可以有效清除患者血中的中分子毒素及大分子毒素。

七 尿毒症透析是否有传染性

尿毒症是慢性肾脏病进展的最终结果，尿毒症本身没有传染性。但尿毒症患者，尤其血液透析的患者，由于抵抗力下降、营养不良、输血等，较容易被感染乙型肝炎、丙型肝炎等，如果感染了上述病毒，在日常的生活起居中，应避免与他人的体液、分泌物、血液直接接触。尿毒症患者应尽量与家人同住，这样能够缓解患者的孤独感，提高生活质量，并能更好地居家护理。

总之，慢性肾脏病患者进入终末期维持透析状态，是肾衰竭发展的一个最终结局，并不是生命的终结。通过充分的透析、合理的饮食和药物调理，保持良好的心态，终末期肾脏病患者可长期处于一种慢性病的状态维持20年、30年，甚至50年。患者即使有幸做了肾脏移植手术，也并不意味着能彻底脱离疾病状态，那是另一种治疗状态的开始。

（王吉萍）

 作者简介

王吉萍

  副主任医师、医学硕士，广东省医师协会肾病分会委员，广东省医学会血液净化分会委员，湛江市医学会肾脏病与血液净化学会委员，广东省农垦中心医院肾内科副主任，血液净化科主任，长期从事慢性肾脏病临床防治及研究工作，在急慢性肾衰竭，血液净化方面有较深入研究。

下篇

生活篇

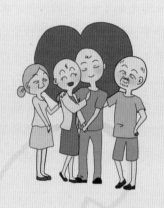

第四十一章 | 慢性肾脏病患者的日常饮食

💬 主编寄语

民以食为天，慢性肾脏病患者究竟什么能吃，什么不能吃呢？这是所有患者非常关心的问题。正常肾脏有非常强大的排泄和调节功能，被身体吸收的营养物质，除了转化成身体的组成部分之外，其余的将主要以原型或代谢产物从尿中排出体外。而慢性肾脏病患者因肾功能损伤，因此合理的饮食非常重要，否则会加重肾脏或身体其他部位的伤害，甚至会因为严重的电解质紊乱而导致生命危险。慢性肾脏病患者既不能盲目忌口，也不能无节制地饮食。

民以食为天。在中国，得了病除了关心如何治疗以外，医生被问得最多的就是："医生，我要忌口吗？我什么能吃，什么不能吃？"在慢性肾脏病中，确实有很多食物是要"忌口"的，下面就详细讲讲慢性肾脏病患者的日常饮食。

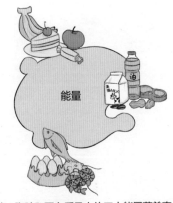

糖、脂肪和蛋白质是人体三大能量营养素

碳水化合物（糖类）、脂肪、蛋白质、维生素、水和无机盐是人体所需的六大营养素，前三者在人体内新陈代谢后产生能量，故又称产能营养素，主要的作用是机体的构成，提供能量。我们分别从这六大营养素说说各种肾脏疾病饮食的注意事项。

一　慢性肾脏病患者如何合理摄入碳水化合物

碳水化合物的主要食物品种就是大米、面粉、薯类做的各种主食。碳水化合物是人体最主要的热量来源，参与许多生命活动，维持正常的神经功能；促进脂肪、蛋白质在体内的代谢作用。糖类为人体提供70%的热量，一般每天250～750g的主食，就可以满足人体热量的需求。身体任何组织中都有一定的糖储备，慢性肾脏病的患者并不需要特别补充或禁忌含碳水化合物高的食物，但是糖尿病肾病的患者则需要注意碳水化合物的摄入量，要根据自身的体重与活动量来计算每天所需的热量，从而计算出可以进食多少碳水化合物。

二　慢性肾脏病患者如何合理摄入脂肪

脂肪是人体内含热量最高的物质。脂肪主要有四大功能：维持正常体重、保护内脏和关节、滋润皮肤和提供能量。一般人体日需脂肪占食物总热量的15%～30%，每天摄入25g左右的油脂就可以满足生理需要。对于慢性肾脏病患者，脂肪的摄入量比正常人要少点，口味尽量偏清淡,预防高脂血症。对于进入透析的患者,多数患者会出现胃口差,进食量少的情况,往往会营养不良,这反而会影响患者的寿命,建议这部分患者脂肪的摄入量如正常人一样。

三 慢性肾脏病患者如何合理摄入蛋白质

肾病综合征的患者应进食优质蛋白,就是富含必需氨基酸的动物蛋白,如鸡蛋,鸡肉、鸭肉、猪肉、牛肉、鱼肉、海参等,但不主张高蛋白饮食,每日蛋白质摄入量以1.0g/kg为宜。肾病综合征出现严重低蛋白血症时(如血白蛋白<20g/L,尿蛋白>10g/d),可考虑短期高蛋白饮食[1.0~1.3g/(kg·d)]。慢性肾脏病1~2期患者,蛋白摄入一般无严格限制,但不主张大鱼大肉;慢性肾衰竭未进入透析者,则选择优质低蛋白饮食[0.6~0.8g/(kg·d)]适当补充复方α酮酸;若进入透析患者,因不论血透还是腹透患者,均会在透析中丢失蛋白质,特别是腹透患者,丢失的蛋白质更多,因此需高蛋白饮食[1.2~1.3g/(kg·d)]。

四 慢性肾脏病患者如何合理摄入维生素

维生素是维持人体生命活动必需的一类有机物质,也是保持人体健康的重要活性物质。维生素在体内的含量很少,但不可或缺。维生素均以维生素原的形式存在于食物中。对于慢性肾脏病患者,只要均衡饮食,基本不会缺维生素,不需要特殊口服药物补充维生素,但对于血透患者,因为在透析中会丢失血液，从而丢失部分造血原料，则要口服叶酸及复合维生素B$_{12}$来补充造血原料。

五　慢性肾脏病患者如何合理控制矿物质的摄入

无机盐，旧称矿物质，在生物细胞内一般只占鲜重的1%～1.5%，在人体中已经发现20余种，其中常量元素有钙、磷、钾、硫、钠、氯、镁（也称大量元素），微量元素有铁、锌、硒、钼、钴、碘等。这里主要讲讲慢性肾脏病者如何摄入大量元素钾、钙、磷，关于如何合理控制盐的摄入，请参见四十三章。

1. 钾的摄入　钾在人体内的主要作用是维持酸碱平衡，参与能量代谢以及维持神经肌肉的正常功能。当体内缺钾时，会全身无力、心跳减弱、肠麻痹、头昏眼花，严重缺钾还会导致呼吸肌麻痹死亡，而高血钾同样可以产生肌无力、肌麻痹。血钾过高或过低均可以使患者反应迟钝、嗜睡、神志模糊，对心脏有抑制作用，引起心律失常甚至心脏停跳死亡。钾的排出主要靠尿液，在慢性肾脏病肾功能衰竭、尿量减少的患者中，高钾血症十分常见。肾功能处于代偿状态的慢性肾脏病患者，钾的摄入一般与常人无异。未进入透析但肾功能已明显减退的慢性肾脏病患者，要注意钾的摄入，中药材、阳桃、橙子、香蕉、蔬菜、低钠盐、饮料等均是含钾较高的，尽量少吃，或者焯水后再吃。进入透析的患者，血透和腹透的患者要区别对待。腹透的患者低血钾比较常见，这是因为每天4～5次更换的腹透液可把血钾很好地清除，因此对于腹透的患者，反而鼓励他们进食含钾高的食物，当然也不能无节制地吃，要根据定期抽血化验的结果，在医生的指导下吃。血透的患者则要严格控制血钾，因为大部分的血透患者是每周血透2～3次，血钾容易积蓄在体内，特别是无尿的患者。

2. 磷与钙的摄入　钙磷大部分存在于人体骨骼中，正常人血中游离的血钙、血磷是相对平衡的。在慢性肾脏病患者，由于肾脏排磷减少，导致钙磷代谢紊乱，调控钙磷平衡的甲状旁腺就会异常分泌，结果导致血管转移性钙化、肾性骨病、皮肤瘙痒等问题。对于慢性肾脏病患者，磷的摄入要减少，特别是进入肾脏替代治疗的患者，每天摄入磷不超过800mg。磷大量存在于肉类、调味料之中，为了减少磷的摄入，食用肉类时可先将肉焯水，这样可以使肉里的磷含量减少1/3。煮食也应尽量不使用调味料，仅用油盐调味。而对于慢性肾脏病患者，往往有低钙血症，需要适当补钙，可以选择口服钙剂及活性的维生素D，从

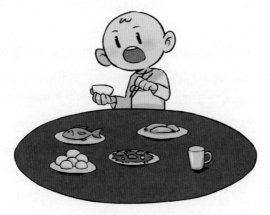

慢性肾脏病患者需要均衡饮食

食物中摄入的钙元素应达到1~1.5g/d。如果出现高钙血症，则要控制钙的摄入，对于维持透析患者，为预防或减少钙化的发生，尽可能减少钙制的应用。肾病综合征及部分慢性肾炎的患者要长期口服激素治疗，但长期使用激素会导致骨质疏松，此时要补充钙剂及有活性的维生素D，以防止骨质疏松的发生。

（彭耀尧）

 作者简介

彭耀尧

　　副主任医师，广东省生物医学工程学会血液净化分会委员，在血液透析各种血管通路的建立及并发症的处理有丰富的临床经验。

第四十二章 | 慢性肾脏病患者自我营养评估

💬 **主编寄语**

　　慢性肾脏病患者营养不良的发生率很高，而且会随着疾病的进展逐步升高。营养不良会严重影响慢性肾脏病患者的总体预后，但此问题容易被患者忽视。通过学习简易的营养评估方法，慢性肾脏病患者可及时自我发现营养不良，实现早期干预。本章推荐的患者自我营养评估方法是实践中能简易应用的方法。除了自我营养评估，患者还应由营养师或肾脏病专职护士定期进行人体测量及人体组成测定、膳食或营养史调查，进一步评价营养状态。

　　为了保护残余肾功能，避免肾脏处于排泄超负荷状态，慢性肾脏病患者在饮食上往往需要严格限制蛋白质的摄入，加之胃口转差和社会活动减少，他们面临较大的营养不良风险。据统计，慢性肾脏病3~4期患者10%~40%出现营养不良，透析患者营养不良的发生率就更高。慢性肾脏病患者的营养不全专业上称为蛋白质能量消耗（PEW）。想要避免慢性肾脏病患者出现PEW，患者首先要懂得评估自身营养状况，做到尽早识别并干预营养不良状况，从而延缓慢性肾脏病的进展，提高自身生存率。

一 慢性肾脏病营养不良的临床表现及原因如何

蛋白质能量消耗是慢性肾脏病进展过程中伴随的体内蛋白质和能量储备下降的状态，临床表现为一组以营养和热量摄入不足、低身体重量指数、低人血白蛋白血症、微炎症状态、进行性骨骼肌消耗为特征的综合征。患者通常伴随着明显的消瘦、虚弱和疲劳感，出现肌无力、肌萎缩等相关症状，生活自理能力下降，容易合并感染或严重心血管疾病，严重影响患者生活质量和生存时间。

慢性肾脏病患者出现蛋白质—能量营养不良的原因主要有以下两方面。

1. 吃得太少

（1）**疾病本身的原因**：出现厌食、便秘、胃胀、口味改变、牙龈炎等导致食欲减退，能量摄入减少。

（2）**饮食限制严格**：由于忌口而不合理改变了患者的膳食结构，食物种类单一，营养不均衡，导致各种营素摄入减少。

（3）**必需氨基酸不足**：构成人体的氨基酸分必需氨基酸和非必需氨基酸，必需氨基酸人体不能合成，必须靠饮食来补充。必需氨基酸大多是从动物食物中获得，非必需氨基酸可以从植物的蛋白质获得。有些患者注意控制蛋白质的摄入，却忽略了必需氨基酸摄入不足的问题，引起蛋白营养不良。

2. 消耗太多　控制不良的高血糖、大量蛋白尿和持续的炎症状态均增加蛋白质能量消耗。

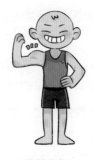
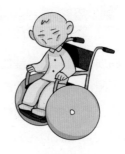

营养良好　　　　　　　　　　营养不良

面色红润、皮肤光泽、弹性良好、皮　　消瘦、虚弱、疲劳感增强，易出现肌无力、
下脂肪丰满而有弹性、肌肉结实等　　肌萎缩等相关症状，生活自理能力下降

慢性肾脏病患者保持良好营养状态极为重要

 营养不良对慢性肾脏病有何危害

　　慢性肾脏疾病和饮食营养关系密切，对慢性肾脏病患者来说，营养不良是影响患者预后的重要因素。慢性肾脏病伴有营养不良的人抗病能力较差，而且很容易出现贫血、感染等严重并发症，死亡率也会增加。

 慢性肾脏病患者为什么要掌握自我营养评估

　　保持良好的营养状况有助于维持较好的体力和抵抗力，减少感染等疾病的发生。因此，掌握基本的自我营养评估是关键。通过评估，可及时判断自身的营养状态，确定干预时机，积极纠正不良的饮食习惯，预防重度营养不良发生，从而预防因营养不良导致的并发症，延缓疾病的进展，提高慢性肾脏病患者的体质和生活质量。

四 慢性肾脏病患者如何自我营养评估

常规定期监测营养状态是早期发现营养紊乱的关键，慢性肾脏病4和5期患者，应至少每1至3个月评估一次。

营养评估包括营养筛查和营养评价，有主观的评价指标和客观的评价指标，还有在前面基础上发展起来的综合性营养评价指标。没有任何一个参数可以独立地全面评估所有患者的营养状况。那肾友们要怎么做呢，我们分两步走：

（一）营养筛查

营养筛查通过筛查问卷发现处于营养不良、危险状态的患者，初步确定其危险程度，以便实施进一步的营养评估。建议使用营养风险筛查2002（NRS2002）进行初步筛查，见下表。

表　NRS2002第一步：初步营养筛查

序号	筛查项目	是	否
1	体质指数（BMI）< 20.5		
2	患者在最近 3 个月内是否有体重下降		
3	患者在最近 1 周内是否有摄食减少		
4	患者有严重疾患吗（如进入 ICU 治疗）		

注：以上任一问题回答"是"，则直接进入第二步营养评价。所有的问题均回答"否"，则每周重新筛查一次。

（二）营养评价

如营养筛查阳性，便进入营养评价阶段，包含4个部分：A. 人体测量；B. 实验室生化检查；C. 综合营养评价；

D. 人体组成测定、膳食或营养史调查（C和D由营养师或肾脏病专职护士指导下评估）。

1. **人体测量及人体组成测定** 患者要做的只是监测体重、体重变化以及BMI。

（1）**体重**：理想体重（kg）=身高（cm）-105。

（2）**体重变化**：反映机体能量与蛋白质代谢的改变，根据体重变化的幅度与速度综合分析的评价指标。

体重变化%=[平时体重（kg）-实际体重（kg）]/平时体重（kg）

理想体重与体型的关系

占理想体重百分比	体型
90%～100%	正常
80%～90%	偏轻
＜80%	消瘦
110%～120%	超重
＞120%	肥胖

体重变化评价标准

时间	中度体重丢失	重度体重丢失
1周	1%～2%	＞2%
1个月	5%	＞5%
3个月	7.5%	＞7.5%
6个月	10%	＞10%

（3）**体质指数（BMI）**：反映体型胖瘦和能量代谢的常用指标。

体重质指数（BMI）=体重（kg）/身高^2（cm^2）

18岁以上中国成人BMI评定标准

等级	BMI 值	等级	BMI 值
重度营养不良	< 16.0	正常	18.5 ~ 23.9
中度营养不良	16.0 ~ 17.4	超重	24.0 ~ 27.9
轻度营养不良	17.5 ~ 18.4	肥胖	≥ 28.0

2. 实验室生化检查 评价营养状况的实验室生化检查主要包括以下4个方面，见下表。

评价营养状况的常见实验室生化指标

生化指标	正常参考值	判断标准
人血白蛋白	35 ~ 55g/L（20天）	30 ~ 35 轻度 25 ~ 30 中度 < 25 为重度
血清前白蛋白	0.25 ~ 0.50g/L（2天）	0.15 ~ 0.25 轻度 0.10 ~ 0.15 中度 < 0.10 重度
血清运铁蛋白	2.0 ~ 4.0g/L（8天）	1.5 ~ 2.0 轻度 1.0 ~ 1.5 中度 < 0.10 重度
血清胆固醇	3.1 ~ 5.2mmol/L（3天）	< 2.7 为营养不良

好了，不难吧？帮大家总结一下，营养评估其实就两步，第一步营养筛查，第二步营养评价。第一步参考营养风险筛查2002（NRS2002），对4个问题进行作答，只要有1个问题回答了"是"，则进入第二步营养评价；第二步营养评价也是两步，第一步是测定体重、体重变化及BMI，第二步是查看化验单。

有病友会问："评估完了，判定存在营养不良后，该怎么办呢?"不要慌,请肾脏病专职护士或营养师会对您进行进一步专业的营养评估及干预,包括:①人体组成测定,包括上臂围、上臂肌围、皮褶厚度测定、握力、人体组分分析等;②膳食调查,包括饮食蛋白质、能量及其他营养素摄入情况;③综合营养评价,主要应用SGA主观全面营养评定法及其他量表。您要做的只是好好配合就足够了。

最后,本章推荐的患者自我营养评估方法是实践中能简易应用的方法。慢性肾脏病患者从GFR<60ml/min,即可发生营养不良,故应从此开始对自身营养状况进行监测,实施低蛋白饮食后更应规律密切监测。从人体测量、生化检查、膳食评估和综合评价4个方面进行自我营养评估,推荐治疗初期或存在营养不良时,每月监测1次,以后每2~3个月监测1次。除了自我营养评估,还应由营养师或肾脏病专职护士定期进行人体组成测定、膳食或营养史调查。

(宋 芬)

作者简介

宋 芬

　　副主任护师、湛江市慢性肾脏病管理中心专职秘书。国家高级营养师,广东省护理学会肾脏病护理专业委员会常务委员、广东省卫生经济学会健康促进与传播专业委员会委员、湛江市医学会健康促进与医学传播学分会专业委员会委员。主要研究方向:慢性肾脏病管理、临床营养等。

第四十三章

慢性肾脏病患者如何合理饮水和食盐

💬 **主编寄语**

　　慢性肾脏病患者要合理控制盐和水的摄入，对于水肿严重、高血压以及少尿的慢性肾脏病患者，应该控制盐和水的摄入，但慢性肾脏病患者也不能无限度地限制水和盐，以免导致低钠血症和血容量过低，这对身体是非常有害的，而且还可诱发急性肾衰竭，进一步加重慢性肾脏病的病情。

　　合理饮水和食盐需要贯穿整个慢性肾脏疾病的各个时期。体内钠与水相依附，钠的摄入量大，水的摄入量也就大。钠主要来自食盐，但所有的食物都含有一定量的钠，水也一样，很多看不到水的食物都含有水。

一 慢性肾脏疾病患者什么时候需要控制饮水

　　水是生命之源，很多人认为每天喝8杯水（相当于1 500ml）有助于健康。但这并不适合于所有慢性肾脏疾病患者。在慢性肾脏疾病早期，一般不需要严格控制饮水量，特别是没有合并水肿、高血压及尿量减少的患者，不应该过严控制，这时可以正常饮水，保证尿液将身体代谢废物带出体外。而当出现肢体水肿、高血压、尿量减少等情况时，则需要严格控制水的摄入量，因为当摄入水过多时，会出现呼吸急促、进行性血压升高、充血性心力衰竭、肺水肿等并发症，严重的可危及生命。

二 我没喝水，饮水量为什么还超标

我们每天都要饮水及进食食物，这是我们身体里面水的主要来源。往往很多慢性肾脏病患者对水的认识与医生并不一样，患者认为只有白开水、牛奶、饮料等液体才是水，而饭、粥、蔬菜、水果等不归为含水分食物。我们来列举一下部分食物的含水量：米饭及面条含水量约为40%，大米粥含水量约为80%，蔬菜含水量均超过90%，水果含水量也超过80%，而瓜类含水量较蔬菜还要高。因此，水分存在于各种食物之中，所以我们在计算水的摄入量时，不要忘记把所有进食的食物换算为含水量。因此，虽然慢性肾脏病患者没有喝水，但水量还是超标的。

三 慢性肾脏病患者如何正确喝水

慢性肾脏病患者如何正确喝水，也是一门学问。少喝水、不喝水并不代表身体一定会缺水。当您口渴的时候，不要一次性摄入大量的水。如何正确喝水？首先我们要根据个人的活动量、环境、天气等来决定。一般建议喝30℃以下的白开水为宜，少喝饮料，含糖饮料会减慢肠胃道吸收水分的速度。而且喝水不能大口吞咽，喝水太快太急会无形中把很多空气一起吞咽下去，容易引起打嗝或是腹胀，因此最好先将水含在口中，再缓缓喝下，尤其是肠胃虚弱的人，喝水更应该一口一口慢慢喝。睡前不能喝太多水，会增加夜尿次数，从而影响睡眠质量。

每天人体以呼吸、出汗等方式可排出约500ml的水分。因此，每日总入水量一般为前一日尿量加不显性失水量，不显性失水量以500ml作为参考。也就是说，如果前一日24小时尿量1 000ml，加500ml即为1 500ml。

常见的肾病综合征、慢性肾炎综合征和尿毒症患者如何控制水呢？

1. **肾病综合征患者的正确饮水方式**　肾病综合征由于大量尿蛋白排出，常合并不同程度水肿，由于这种水肿并不一定代表体内可用的水是过多的，因此，不能一味为了消肿而过度限制水的摄入，但对于严重水肿患者，应限制饮水量，一般饮水量为前一日的尿量加500ml。治疗起效后，患者尿量增多，应适当增加入水量，以免缺水，水肿消退后，饮水量如常人。

2. **慢性肾炎综合征患者的正确饮水方式**　慢性肾炎综合征无水肿患者，入水量如常人，合并水肿患者入水量为前一日的尿量加500ml。

3. **尿毒症患者的正确饮水方式**　尿毒症患者如果还没进入透析治疗，尿量正常无水肿，入水量如常人；如有水肿，尿量减少，入水量为前一日的尿量加500ml，甚至更少。进入透析后，虽然透析可以将身体多余的水分排出，但也要限制水分摄入。在透析治疗早期，患者尿量正常，则仍可如正常人般饮水，如无尿或少尿，则应严格控制入水量，尽量使自己体重在透析间期增加量控制在干体重的5%以内，通俗点理解就是每天不能增重1kg以上。比如干体重为50kg，在下一次透析前所称得的体重不应超过52.5kg，也就是说两次透析之间只能摄入2.5kg的水分。需要注意的是，这2.5kg的水分不是能喝2.5L的白开水，应包括所进食的汤、牛奶、粥、水果、蔬菜等食物中所含的水分。如果患者进行的是腹膜透析治疗，每天的入水量就是前一天腹透液的出超量加尿量再加500ml，出汗多者可适当增加入水量。

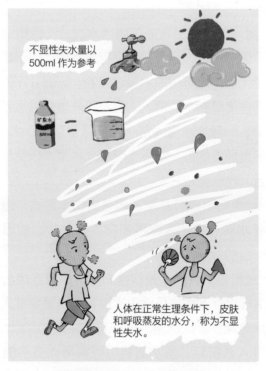

不显性失水量以500ml作为参考

人体在正常生理条件下，皮肤和呼吸蒸发的水分，称为不显性失水。

每人每天约有500ml的不显性失水

四　慢性肾脏病患者如何正确食盐

氯化钠就是我们俗称的食盐，体内的钠主要来源于食盐，人体不能缺盐，但也不能太咸，食盐过多易导致口渴，从而饮水过多，导致水肿加重，甚至血压升高，严重者可引起心力衰竭。食盐太少会导致体内钠不足，出现全身乏力，疲倦，严重者会神志淡漠，危害生命。中国居民膳食指南推荐每人每日6g盐，大多数慢性肾脏病患者可以每天摄入3~6g食盐。有水肿、高血压者限制在2~3g/天。平素食盐比较简单的量化指标是一个啤酒盖的盐量约6g，5ml酱油含盐量为1g。注意不要忽视"隐形"盐的摄入，海产品如海虾、海蟹、海鱼、海螺盐分含量是非常高的；火腿及烟熏、腌制的食物盐分含量也很高，这些食品应尽量避免食用。在此特别强调不少食用低钠盐，只需食用普通食盐即可。低钠盐虽然含钠低，但为了照顾口感，其中加入了比普通食盐还多的钾，进食低钠盐后可能会导致高钾血症，更容易出现生命危险。

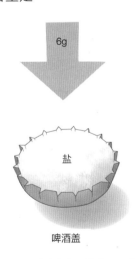

慢性肾脏病患者每天约食用一个
啤酒瓶盖的盐量

五　感觉菜没咸味，吃不下怎么办

在中国很多地方口味偏重，喜欢咸、辣、油等口味，长期的生活习惯，让很多人已经习惯重口味，要一下改为清淡饮食会非常不习惯。那么，我们该如何改变？我们可以使用其他味道代替咸味，如适当添加酸味、甜味等，减少使用高钠类调味品，如食盐、味精、酱油等；减少在外就餐的次数；利用葱、姜、蒜等味道减少食盐的用量。为使饮食不单调，口味不单一，可选用干调料辅助调味，如胡椒粉、花椒粒、五香粉等。

（刘付敬樟）

 作者简介

刘付敬樟

毕业于广东医科大学临床医学专业，现在广东省农垦中心医院就职，广东省农垦中心医院肾内科副主任，从事泌尿内科工作10年，在国内期刊发表多篇论文，擅长急慢性肾炎、肾衰竭等疾病诊治。

| # 烟酒对慢性肾脏病患者的危害

💬 **主编寄语**

吸烟者肾脏功能的下降速度要比非吸烟者快得多，因为吸烟会直接损害微血管和肾小管，而微血管和肾小管均是肾脏的重要组成部分；同时，吸烟还可通过其他间接机制损害肾脏。而喝酒也可通过影响体内的多个代谢途径而造成肾脏本身以及肾外器官的损害，因此，戒烟戒酒对于慢性肾脏病患者来说是非常重要的。

众所周知，吸烟不但有害于健康，还会对社会产生不良影响；同样，大量长期嗜酒对身体也有危害。毫无节制的抽烟喝酒，极易导致人体尿酸等指标升高，加重肾脏的排泄负担。吸烟、饮酒有害健康，对于正常健康人群来说尚且如此，对慢性肾脏病患者就更加需要注意了。所以，培养良好的生活习惯，戒烟戒酒，对于慢性肾脏病患者来说非常重要。

一 吸烟对慢性肾脏病患者有何危害

吸烟对呼吸、心血管系统的危害及其致癌性已得到医学界公认。近年来，吸烟在慢性肾脏病发生和进展中的作用也逐渐引起肾脏病学界的重视。根据国内外医学人员最新研究结果显示，慢性肾脏病患者如果吸烟，不管他们采取何种治疗方法，慢性肾脏病都将会很快恶化，也就是说吸烟者肾脏功能的下降速度要比非吸烟者快得多。

首先，烟草中的主要有害物质尼古丁能收缩血管，造成肾血管硬化，减少肾血流量供应，加重肾脏缺血缺氧，对肾脏造成损害，使慢性肾脏病引起的继发性高血压难以得到控制，而高血压正是慢性肾脏病进展的重要危险因素，慢性肾脏病进展反过来也会影响血压的控制，两者相互影响，加重病情进展。抽烟同样会加剧高血脂危害，易形成动脉粥样硬化、斑块，造成血管狭窄，影响血流量，从而进一步损害肾脏。抽烟还能损害慢性肾脏病患者的糖代谢能力，造成糖耐量异常和胰岛素抵抗，影响糖尿病肾病患者血糖的控制。

其次，抽烟还会损害呼吸系统，容易诱发呼吸道感染，一方面上呼吸道感染往往是诱发肾脏病活动和加重的主要原因，加重肾脏的负担，使得肾脏病难以控制；另一方面，很多慢性肾脏病需要使用激素和免疫抑制剂治疗，而机体存在感染则会影响它们的正常使用，干扰了慢性肾脏病的治疗，使得病情得不到有效控制，更有可能会加速肾脏病的发展，最终影响肾功能。

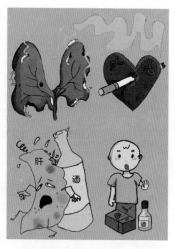

慢性肾脏病患者须戒烟、限酒

再次，吸烟会使肠胃病恶化，对于胃溃疡患者，会使溃疡愈合缓慢，甚至发展至胃癌；部分恶性肿瘤，可能引起如继发性肾病综合征，若治疗不佳，最终将逐渐进展为尿毒症。

最近，有研究发现吸烟者暴露于相当高剂量的重金属镉和铅，易在肾脏蓄积，并且在很低剂量时即可出现肾脏毒性。吸烟会引起肾小管损伤，与镉暴露具有协同效应。长时间每日吸烟超过20支，在同时存在其他慢性肾脏病危险因素的情况下，会放大这些肾毒性物质蓄积所造成的毒性。在糖尿病人群中发现低剂量的镉暴露即会引起糖尿病肾病提前出现。以上研究提示镉、铅等重金属可能是除尼古丁以外，烟草的另一个重要的有害成分，在吸烟相关的肾脏损伤中发挥重要作用。

二　是不是吸烟越多，慢性肾脏病进展就越快

多项研究证实，吸烟除了作为慢性肾脏病发生和进展的重要危险因素外，且存在明确剂量—反应关系，也即吸烟越多，对慢性肾脏病进展的影响越大。在IgA肾病及多囊肾患者中进行的研究证实吸烟患者终末期肾病发生的风险增加，并且与累计吸烟量呈正相关。日本的一项研究发现，吸烟是IgA肾病预后不良的独立危险因素，且呈剂量相关性，还发现在肾小球滤过率较低的患者中，吸烟与预后不良的相关性更强，所以研究者提出戒烟应成为慢性肾脏病治疗的一部分。

三　饮酒对慢性肾脏病患者有何危害

酒精对人体直接损害的脏器主要是肝脏，对肾脏直接损

害并不大，但酒精会导致引起肾功能损害的危险因素不易控制，比如高血压、高血糖、高尿酸、乙肝、高血脂、水肿等。慢性肾脏病患者经常伴发这些危险因素，是治疗慢性肾脏病时的主要控制目标，而饮酒无疑使这些危险因素更难控制，从而影响慢性肾脏病的治疗效果。同时，这些危险因素本身也是导致慢性肾脏病的病因，比如高血压肾病、糖尿病肾病、高尿酸肾病、乙肝相关性肾病以及肥胖相关性肾病等。研究表明，过量饮酒时，随饮酒量的增加而血压升高。每日酒精量超过30g，可使高血压的患病率升高；每日酒精量60~80g，大约可使收缩压升高9.1mmHg、舒张压升高5.6mmHg。因此慢性肾脏病患者应尽量不饮酒，以免加剧肾脏受损。

跟吸烟一样，饮酒对肾脏有危害，会影响机体的氮平衡，增加蛋白质的分解，增加血液中的尿素氮含量，从而增加肾脏的负担，对肾脏造成损害。对于正常人来说，这可能尚不是很大问题，但对于罹患慢性肾脏病患者或慢性肾功能不全的患者来说，喝酒更容易导致症状加重。长期、大量饮用啤酒，会使人体中的尿酸增加，而尿酸则是诱发痛风症的主要因素，而且还会促进胆肾结石的形成，进一步对肾脏造成损害。作为可干预的不良生活方式，少饮酒、不喝酒也是保护身体健康的一种手段。

长时间、大量的饮酒会导致贫血、血小板功能紊乱，发生各种出血；会导致胃肠吸收不良，营养缺乏导致机体对维生素B_1、维生素B_2和叶酸利用率降低，维生素B_6排出增多；饮酒还会导致高脂血症、动脉粥样硬化等；饮酒会使细胞中的结合水丧失，肌肉中肌酸代谢亢进，使血肌酐增高；酒精分解时可以产生酸性物质出现代谢性酸中毒。以上这些都是饮酒对肾脏疾病康复不利的原因。还有研究表明，对于多囊肾病患者，饮酒可以直接刺激多囊蛋白活性，加快囊内液分泌，加速囊肿生长，因而专家特别提醒多囊肾患者一定要戒酒。

四　吸烟又饮酒危害更大

有人喜欢在饮酒时不停地抽烟，其实，这是一种比单独喝酒或吸烟更有害健康的坏习惯。吸烟同时饮酒对人体的危害加剧，这是烟草和酒精协同作用的结果。酒精是烟草中致癌物质很好的溶剂，烟草中的有毒物质可以很快溶解于酒精，并随酒精进入人体。由于酒精具有扩张血管和加速血液循环的作用，因此烟草毒物可以迅速随血液抵达人体各个部位。边吸烟边饮酒还使得人体血液对烟草毒物的溶解量增大，慢性肾脏病患者更应避免。

（谭亚贵）

 作者简介

谭亚贵

副主任医师、副教授，吴川市人民医院首届十大名医，肾病风湿内科主任，学科带头人，广东省医院协会血液净化中心管理专业委员会委员，广东省基层医药学会中西医结合肾病专业委员会常委，湛江市医学会肾脏病及血液净化分会常委。

第四十五章 慢性肾脏病患者的家居环境与作息

💬 **主编寄语**

　　良好的家居环境和作息习惯对延缓慢性肾脏病患者的进展，减少并发症的发生和严重程度均具有重要的意义。因为慢性肾脏病患者的抵抗力较正常人低，应通过改变生活习惯和合理接种疫苗预防感染的发生。对于进入透析的慢性肾脏病患者，要注意维护好内瘘和腹膜透析管，因为它们是患者的生命线。

　　慢性肾脏病病程迁延，药物治疗只是控制病情的主要方法之一，但如果居家生活护理不当，可导致病情难以缓解，甚至恶化。因此，病友们必须重视药物治疗以外的日常居家生活护理。

一 慢性肾脏病患者要建立哪些良好的生活习惯

　　1. 保持良好的心态　良好的心理状态有利于疾病的治疗和身体的康复，慢性肾脏病患者必须树立战胜疾病的信心，积极配合治疗，学会自我进行心理调整，保持心情舒畅和情绪稳定，必要时可以寻求家人或者医护人员的帮助。

2．不要经常憋尿　憋尿会导致膀胱中的尿液返流回输尿管、肾脏，从而导致尿路感染的发生。

3．不要用饮料代替白开水　饮料会含有额外的电解质和盐分，慢性肾脏病患者需避免饮用。

4．不要暴饮暴食　如果吃下过量的、超出身体正常需要的食物，会产生过多的尿酸和尿素氮等废物，而这些废物大多经过肾脏排泄，会增加肾脏的负担，加重病情，严重的还可能会导致尿毒症的出现。因此，建议每餐以吃七八分饱为宜。

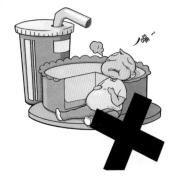

慢性肾脏病患者不宜暴饮暴食

5．合理控制体重　肥胖者容易合并高血压、高血脂、高血糖、高尿酸等，这些都是导致慢性肾脏病发生发展的危险因素，因此，病友们要合理控制体重，避免在原来疾病的基础上"雪上加霜"。

6．慎用化妆品　化妆品中含有许多有机溶剂和金属，如铅、铬、镉，都可以引起慢性肾脏病。有些化妆品，尤其是美白类的化妆品可能含有超标的重金属，需慎用。

二　慢性肾脏病患者居家须注意什么

慢性肾脏病患者的居室宜布置得宽敞、明亮、通风、透气，最好能够保持一定的温、湿度：冬天温度18～25℃，湿度为30%～80%；夏天温度为23～28℃，湿度为30%～60%；

空调室内，室温19～24℃，湿度为40%～50%时，人感到最舒适。卧居要光线柔和，通风透气。慢性肾脏病患者还要培养良好的起居习惯，尤其是夏天，必须顺应天气的变化规律，培养良好的起居习惯，建议每日13时左右最好安排一个小时左右的午休时间。除外系统性红斑狼疮的慢性肾脏病患

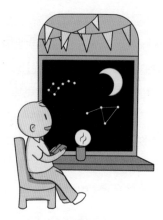

良好的居家生活非常有益于慢性肾脏病患者

者，其他慢性肾脏病患者可以适当晒太阳以促进维生素D的吸收，但应避免中午晒阳光，晒太阳时需做好皮肤防晒措施，避免直接暴晒。而系统性红斑狼疮的患者要特别注意防晒，因为紫外线会破坏皮肤的上皮细胞，引起自身免疫应答，使疾病复发或者病情加重。另外，春天鲜花盛开，很多人对花粉、尘埃过敏，所以过敏性紫癜肾炎患者要特别注意，尽量不要接触花粉，外出时佩戴口罩。秋冬季节天气转冷，血压在秋冬季节会高于春夏季节，因此要控制好血压，预防心脑血管意外的发生。

慢性肾脏病患者如何积极预防感染

呼吸道感染、皮肤感染、尿路感染等各种感染均可导致慢性肾脏病急性加重，因此慢性肾脏病患者要积极预防感染，可通过以下措施预防感染，如适当锻炼身体，增强体

质，可根据个人耐力不同选择散步、广播操、太极拳、慢跑、游泳等，以不感到劳累为宜；注意休息，保证充足的睡眠，每天的睡眠以7～8个小时为宜；季节交换及气候变化之时注意保暖；感冒流行期间避免去公共场所，可佩戴口罩；注意环境和个人卫生等。如已发生感染，慢性肾脏病患者应及早就医，及时、彻底治疗感染。

四　慢性肾脏病患者水肿和皮肤瘙痒时该如何进行皮肤护理

　　皮肤感染是加重慢性肾脏病病情的重要因素之一，因此特殊情况下的皮肤护理是病友们居家生活必须了解的。慢性肾脏病患者经常会出现水肿，当出现水肿时，应保持皮肤清洁、干燥，衣服应以宽松、舒适的棉质衣物为宜，擦洗皮肤时，动作应轻柔，以防皮肤皮损，对于腋窝、腹股沟等比较潮湿、摩擦较多的部位，可在皮肤清洁后适当涂抹爽身粉或滑石粉。高度水肿患者还应卧床休息，保持床褥清洁、柔软，定时翻身，防止褥疮发生。慢性肾脏病患者，特别是进入尿毒症期替代治疗的患者，常常会发生顽固的皮肤瘙痒，这时候病友们需要注意以下几点：①皮肤温热时痒感加重，而皮肤凉快有助于消除瘙痒，所以要适当增减衣物和被褥，保持居室温度、湿度适宜，必要时使用空调；②内衣应选择宽松、柔软的，以棉质衣物为佳；③保持皮肤清洁，注意皮肤的日常保湿，尽量避免抓挠，以免破皮引发感染；④必要时遵医嘱使用局部外用药。

五　居家腹膜透析对居家环境有哪些要求

腹膜透析的环境应保持清洁，不能养宠物、家禽，每天应开窗通风；家里需准备紫外线灯进行空气消毒，每天2次，每次30分钟。紫外线照射的有效距离为2m。

六　居家腹透患者如何避免腹透相关感染的发生

要注意操作过程中的卫生问题，在具体操作过程中，要注意以下几个方面：①更换腹透液的地方应该洁净、干燥和光线良好；②更换腹透液时应当养成戴口罩的习惯，以防口、鼻腔里的细菌通过空气和手污染管路和接头；③每次更换腹透液前必须认真洗手；④定期洗澡，保持卫生清洁；⑤重视腹透管出口处的护理工作，必要时可在腹透管出口处外涂莫匹罗星软膏，以减少局部皮肤细菌滋生的机会。

七　血液透析患者如何护理动—静脉内瘘

1. 每次穿刺后保持肢体的清洁、干燥，预防感染。

2. 动—静脉内瘘侧肢体不可以提重物、戴手表、测血压、抽血、静脉输液和受压。

3. 衣服袖口应宽松，以免内瘘受压造成阻塞。

4. 学会如何进行自我监测内瘘是否通畅；

5. 内瘘侧可进行的活动有洗脸、刷牙、梳头等轻微的日常活动。

八 **慢性肾脏病患者可以接种疫苗吗**

慢性肾脏病患者属于免疫低下人群，禁用减毒活疫苗，只能使用灭活疫苗。成人慢性肾脏病患者接种疫苗，2012年KDIGO临床实践指南，提出了相关建议：①建议所有的慢性肾脏病成人患者，每年都接种流感疫苗，除非有禁忌证；②建议所有的慢性肾脏病成人患者，包括肾小球滤过率<30ml/（min·1.73m^2），以及肺炎链球菌感染的高风险者（比如肾病综合征、糖尿病肾病，以及正在接受激素、免疫抑制剂治疗者），都接种肺炎链球菌疫苗，除非有禁忌证；③建议那些已经接种肺炎链球菌疫苗的患者，5年内再接种一次；④建议高风险进展的成人慢性肾脏病患者，包括肾小球滤过率<30ml/（min·1.73m^2），都接种乙肝疫苗，并且在接种后确定已经产生免疫应答。儿童和成人慢性肾脏病患者疫苗接种范围有差别，如无特别禁忌，儿童慢性肾脏病患者应该按年龄接种相应疫苗。

（黄柳涛）

 作者简介

黄柳涛

硕士研究生、主治医师，广东省生物医学工程学会血液净化分会委员，长期从事慢性肾脏病临床防治和研究工作，在慢性肾脏病一体化诊治及血液净化治疗方面有专长。

💬 **主编寄语**

由于慢性肾脏病基本上是终身性疾病，因此病友们要调整心态、坦然接受疾病，"与病共舞"。慢性肾脏病患者只要身体条件允许，都应回归社会，参加力所能及的工作，即使进入透析治疗，也是可以参加工作的。但慢性肾脏病患者的工作一般要比较轻松，不宜过度劳累，病情突然加重时要暂停工作。

得了慢性肾脏病，发病就意味着只能"吃、喝、睡"，等待生命的终结吗？其实不然，经过治疗后，很多慢性肾脏病患者能到达临床治愈，即使进入尿毒症，在坚持充分透析和合理药物控制的前提下，病情也是可以长期稳定的。因此，慢性肾脏病患者只要身体条件允许，都可以回归社会，参与力所能及的工作。

慢性肾脏病患者要调整心态、坦然接受疾病，"与病共舞"。很多疾病的发生，包括肾脏病，第一相关因素是基因，在基因上，芸芸众生不平等。就像您能理解某些人在基因上就注定天赋异禀那样，而您的基因决定了您会患有肾脏病。如果能去试着理解疾病，接纳患病的自己，调整心态，继续前行脚下要走的路，您的未来依然会一路鲜花，阳光明媚。慢性肾脏病的病程很长，多数是一辈子的事，靠保养，更要靠治疗，而治疗要花钱，所以也必须做一些与自己相适应的工作。

一 早期慢性肾脏病适合哪些工作

慢性肾脏病早期（1~3期）一般没有什么特别不适的感觉，但可能血压高于正常人，可能尿蛋白排泄偏多，可能有轻微水肿或贫血，可能有人时常发作性关节痛、腰痛，化验结果可能有血肌酐、尿酸、血常规异常等，这种情况不宜从事强体力劳动。首先，在医生的指导下用药物控制血压、减少尿蛋白和改善贫血后，当医生告知您病情已经稳定的情况下，就可以恢复工作了。

研究显示，代表肾脏排泄功能的肾小球滤过率从早上到中午增加，之后开始降低，到晚上达到最低值。因此，肾脏病患者最理想的工作状态是顺应肾脏的自然规律，上午开始工作，到傍晚之前结束工作，尽可能地避免加班或夜间工作。

良好的环境和充分的休息可以使病情平稳，减少波动。一些比较繁重、工作环境潮湿、人流量大、容易增加感染机会、需要加班加点、倒班的工作是不合适的，比如需要值夜班的医生护士、公安干警、部分工厂操作工人、

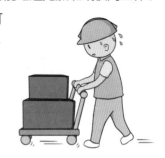

过度繁重劳累的工作不适合慢性肾脏病患者

火车站汽车站售票员列车员、KTV服务人员等，此类工作不利于肾脏病患者的康复，需要与单位人事部门协商，调换岗位。适合肾脏病患者康复的工作有：销售人员、办公室文员、财务员、教师、公务员、仓库物流管理员、环境良好的物业小区保安、IT业人员及各行各业的设计人员。文化水平程度不高的患者，可以从事一些种植业、养殖业、采摘业，也可以做司机（但不能开夜车）、网络微商、电商。

二　中晚期慢性肾脏病中适合哪些工作

　　慢性肾脏病发展至4～5期，病情相对比较严重。血肌酐明显升高、血压不稳定、水肿、贫血、头晕、食欲缺乏、睡眠不好。这些患者大部分只能暂停工作，治病养病为主，能做的工作有限，仅限于工作时间短、能自由支配时间、工作

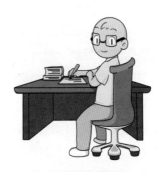

慢性肾脏病患者适合
从事比较清闲的工作

性质清闲的工种，比如自由作家、设计员、办公室职员、私营店/网店经营者等。特别提醒的是，不能参加可能危害自身或公众安全的工作，如驾驶员等。

三　进入透析慢性肾脏病患者如何参与工作

　　随着医学科学的进步，尿毒症已经不再是人生的末路，而透析治疗也将成为肾衰竭患者生命旅行的一种伴随生存状

态。规律的透析、服药，能消除水肿，平稳降压，纠正贫血和营养不良，让患者长久几乎无症状生存。据报道，2018年6月，加拿大蒙特利尔的一名男子Jean-pierre Gravel透析48年，打破了全世界透析时间最长的吉尼斯纪录保持者英国的马赫什连续透析43年的纪录。我国透析维持20～30年的患者也很常见。在漫漫的生命旅途中，不工作是很枯燥与单调的。因此进入透析的患者也应该视情况参与工作，尤其是年轻的透析患者。

对于腹膜透析患者，透析换液时间是自由支配的，现在还有自动化腹膜透析机，可以晚上透析，白天不用换液，方便了很多上班一族。腹透能从事的职场范围比较广，基本上除了重体力工种外都能从事。要注意的是，环境污浊、粉尘多、需要接触下水道或淋雨的工作不能干，因为腹膜透析患者最怕得腹膜炎，而上述工作环境很容易让腹膜透析患者感染。腹膜透析患者如果中午无法回家换液，可以在单位找一个相对卫生、人员出入少的空间或在自家汽车里操作换液。但必须事先做好环境的消毒，市场上有移动的紫外线消毒灯可售，小巧便携，方便实用。按照规范执行换液操作是可以预防腹膜炎的。

对于血液透析患者，要考虑到工作时间和透析时间不能冲突，这种情况需要患者自己与工作单位和医院透析中心协调解决，千万不能因为加班延缓或者缩短透析时间，甚至减少透析次数。医院方是很支持患者回归职场自食其力的，一般都会根据患者实际情况固定透析时间，有夜间透析或周六透析供有工作的患者优先选择。而患者应该如实告知用人单位自己的病情，争取单位的理解与支持，允许每周可休息或调休2天，或者允许在固定透析时间请假来医院按时透析。血透患者的工作工种以劳动强度不大、精神压力不大为主。因为血透患者的血压比腹透患者难以控制，且波动较大，血透需要使用抗凝剂，重体力或高精神压力的工作可能会诱发心脑血管意外。相对轻松的、按部就班的、以动脑动手为主的工作是大部分患者都能胜任的。

总之，必须清晰地认识到：得了慢性肾脏病不是被判处"死缓"，而是进入了一种"与病共存"的状态，不能把自己当作是"废人"，适度地参与工作，多走动活动，可以减少骨钙流失，防止肌肉萎缩；可以改善睡眠，缓解紧张情绪，减轻焦虑，防止抑郁；可以提高机体免疫力，增加机体抗病能力；可以融入社会，结交朋友，不被现实社会抛弃，使患者的心理上获得良好的寄托和支持，保持乐观向上的生活态度，进而提高患者的生活质量。

（黄玉英）

作者简介

黄玉英

副主任医师，广东医科大学附属第二医院肾内科主任，广东省生物医学工程学会血液净化分会常委、血管通路学组常委，广东省中医药学会肾脏专业委员会常委，湛江市医学会肾脏病和血液净化分会常委，湛江市医学会风湿病分会委员，对各种急慢性肾脏疾病的诊治有较丰富的诊治经验，擅长血液净化技术的临床应用。

第四十七章 | 慢性肾脏病患者的运动

💬 主编寄语

　　生命在于运动，这句话也适合几乎所有的慢性肾脏病患者。适当的运动能提高慢性肾脏病患者的免疫力，提高体能，且有利于延缓慢性肾脏病的进展。但慢性肾脏病患者的运动强度要依据自己的状况而确定，运动方式也应尽量做到个性化，以有氧运动和屈曲及伸展运动为主，一般不宜做无氧运动。

　　生命在于运动，病友圈却有认知误区："慢性肾脏病患者不能运动！"造成这个误区的原因有二：一是医生叮嘱"得了肾脏病，不能劳累"，"得了肾脏病，不要剧烈运动"；二是患者不知如何进行合理运动。以至于肾脏病患者总认为，运动，就是在加重肾脏负担。殊不知身体长时间缺乏活动，慢性肾脏病的预后更差，进入透析的风险增加，死亡风险也增加。

　　下面我们就慢性肾脏病患者不运动的危害，运动的好处，适合什么运动，怎样运动更科学来进行阐述。

慢性肾脏病患者不运动有何危害

　　长期缺乏体育锻炼，实际上会给慢性肾脏病患者带来一系列不良后果。随着体育锻炼的减少，慢性肾脏病患者会逐渐出现肌肉萎缩，行动迟缓无力、体力不足，这样持续虚弱的后果会使病友不再是心理上的主动不想活动（被洗脑"怕伤肾"），而是生理上的身体活动耐力下降，难以进行普通活动，即从"不想运动"逐渐变为真的"不能运动"！患者步行速度会变得缓慢、握力下降、坐下起立的速度也会变得迟缓，这些都是活动耐力减低的信号。意味着肾脏病患者预后差，也具有更高的死亡风险。

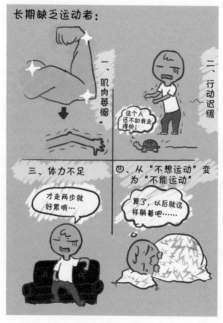

长期不运动的害处

慢性肾脏病适当运动有何好处

对普通人而言，运动对高血压、糖尿病、高血脂、高尿酸、心血管病、肥胖、抑郁症等诸多慢性病能起到预防作用。

对慢性肾脏病患者而言，运动的好处也很多。例如，许多病友很苦恼，要如何才能少得感冒以减少肾脏病复发？有研究数据显示，坚持运动能让病友的抗感染能力增强，从而不易患上感冒。坚持适量的运动，还可减慢肾功能下降速度，改善心血管功能，改善体内的炎症状态，预防低蛋白饮食对肌肉的影响，改善焦虑抑郁情绪，促进睡眠质量，缓解透析患者不宁腿综合征等。

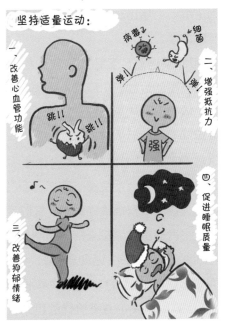

适度运动有利于慢性肾脏病患者康复

怎样进行运动分类及运动量的判断

1. 运动的分类

（1）**有氧运动：** 又称耐力运动，其特点是在运动中能够保证充分的氧气供给。运动强度一般不太大，多为轻、中等强度，如步行、骑车、游泳、跳舞、瑜伽及打保龄球等。有氧运动既能提高人的心肺功能、增强耐力素质，又能消耗体内多余的脂肪、保持适宜的体重，是减肥运动中最常用的运动形式。

（2）**无氧运动：** 又称力量运动或阻力运动，其特点是强度比较大。不同的运动方式可调动人体不同部位的肌肉活动，如举重运动以锻炼上肢肌肉为主；跳跃或快跑运动以锻炼下肢肌肉为主等。力量运动可以增加肌肉重量和强度，培养不容易发胖的体质。

（3）**屈曲和伸展运动：** 又称准备或放松运动，是一种缓慢、柔软、有节奏的运动，可以增加肌肉柔韧性，预防肌肉和关节损伤。放松运动通常是在运动前、后进行，故又称运动前的热身运动或运动后的整理运动。

2. 运动量的判断

因为每个人的体质不同，个人的运动耐力差异性很大，因此慢性肾脏病患者在各个疾病阶段和运动量的关系，目前没有准确的对照。在临床上，康复科医师认为可以从患者的主观感觉来指导运动量。

采用下图Borg评分表来给运动量打分，推荐肾脏病患者的运动量可达到比较严重的喘息和疲劳感（5~6分的程度），但不是非常难以承受（通常这样的运动量是：还可以说话，但没力气去唱歌）。

Borg呼吸困难及疲劳评分

喘息程度	评分	疲劳感觉
不喘息	0	不用力
非常轻的喘息	0.5	极轻（刚有感觉）
很轻的喘息	1	很轻
轻的喘息	2	轻
中等强度的喘息	3	温和
有点重的喘息	4	稍强
严重喘息	5	强
	6	中强
非常严重的喘息	7	很强
	8	非常强
	9	超强
极度喘息	10	极强

　　也可采用以下简便的操作来评定自己的运动量是否适合。

　　（1）自己的感觉最重要：如在运动过程中，不觉得该运动难以坚持，能够胜任，并且运动后身心很愉快，那么，这样的运动项目和运动量就很适合您。重视自己的感觉，有时比医生或者周围的同伴给你的建议更重要、更有效！

　　（2）观察尿液、肾功能变化：坚持运动锻炼一段时间后，如果复查尿蛋白、肾功能都很稳定，也能坚定您继续运动的决心。当然，如您不放心，可以买尿检试纸在家测试，一般运动后第二天晨尿与往常的并没有太大区别，就可继续这样的运动量。（为了避免误差，不建议运动后立

刻测，因为即便正常人在运动后也会有尿蛋白排泄一过性增加）

对肾脏病患者而言，适度比高强度运动更有益康复。运动初期，每周2~3次；逐渐增加到3~5次，每次30~90分钟，累计每周运动150分钟以上。根据自身情况，要慢慢来、要持之以恒。

四　慢性肾脏病患者如何运动更科学

1. **肾病综合征患者的运动**　肾病综合征患者发病初期有大量尿蛋白排出，运动可以使尿蛋白增加，强度过大的运动甚至可引起横纹肌溶解，出现急性肾衰竭，这时患者不宜运动，但也不能完全躺着休息不动，日常的活动（如步行）是必须的，否则长期卧床容易导致下肢深静脉血栓形成。经过治疗后，蛋白尿减少或转阴后，可进行有氧运动，屈曲和伸展运动，活动强度为轻度。

2. **慢性肾炎患者的运动**　因劳累可加重高血压、水肿和尿蛋白、尿隐血，因此慢性肾炎的患者要注意休息、避免劳累。运动可以选择步行、骑车、游泳等有氧运动，但运动强度要选择轻度，如果运动后出现肌肉僵硬、肿胀和疼痛，或者动作慢、不协调等情况，则说明运动过量了；如出现肉眼血尿或泡沫样尿加重，也说明运动过量了。

3. **慢性肾衰竭患者的运动**　未进入透析的患者可参照慢性肾炎患者的运动。进入透析的患者分为腹膜透析及血液透析患者。血液透析患者大部分是有自体动静脉内瘘，腹膜透析患者腹腔中会留有2kg的腹透液，腹压是增大的，故此两类患者不可进行举重这类无氧运动。再者，腹膜透析患者因有与外界相交通的腹透管，游泳也是不适合的。并且腹膜透析患者运动后应及时消毒隧道口，以防隧道炎及腹膜炎的发生。

不同的运动量对于不同的人强度感受可能不同，对于运动员来说是属于轻度的运动量，但放在普通人身上可能就是运动过了。因此，不管什么运动，均应循序渐进、量力而行，不应盲目追求大的运动量。不管哪类肾脏病患者，一般都不主张进行无氧运动。

（彭耀尧）

 作者简介

彭耀尧

副主任医师，广东省生物医学工程学会血液净化分会委员，在血液透析各种血管通路的建立及并发症的处理有丰富的临床经验。

第四十八章 | 慢性肾脏病患者的婚姻生活

💬 **主编寄语**

子曰："食色，性也。"说明性是正常成年人的基本需求，慢性肾脏病患者也有婚姻和性生活的需求和权利。病情稳定的慢性肾脏病患者可以结婚，适度的性生活也不会加重"肾虚"，但慢性肾脏病患者在不宜生育或不想生育的情况下，要采用适当的方法进行避孕，以免对身体和肾功能造成损害。

我国慢性肾脏病的发病年龄大多为青壮年，慢性肾脏病患者作为社会人，他们也同样面临着婚姻问题。慢性肾脏病患者的婚姻生活和健康人是否有不同呢？下面我们来浅谈一下慢性肾脏病患者的婚姻生活需要注意哪些方面。

一 慢性肾脏病患者能不能结婚

大多慢性肾脏病患者存在着疑问，患了慢性肾脏病到底能不能结婚？答案是肯定的。每个成年人都有结婚的权利，但结婚前亦有告诉对方自己所患病情的义务，互相充分了解后，只要对方能接受自己，慢性肾脏病患者是可以结婚的。对于肾脏病患者来说，和谐的家庭生活和亲人的鼓励对于生理和心理健康均有良好的调节作用。但不可否认，婚后性生活是要消耗体力的，女性患者婚后怀孕也可能加重病情和肾功能的损

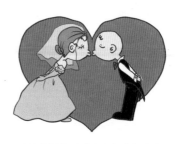

**所有慢性肾脏病患者均有权享有
美满的婚姻生活**

害，因此，严重慢性肾脏病患者在结婚问题上应当慎重考虑，慢性肾脏病患者急性发作期或病情尚不稳定的情况下也暂时不宜结婚，而应抓紧时间治疗，待病情好转，肾功能稳定后，再考虑结婚。

二　慢性肾脏病患者能不能过性生活

性是人的一种正常的生理需求，性生活是婚姻生活的最重要内容，正常适度的性生活既有利于婚姻的稳定与幸福，又可以增进机体的新陈代谢。慢性肾脏病患者能否过性生活，是广大病友非常关心又难以启齿的问题。很多病友觉得自己患了肾脏病，就是"废人"了，从此视性生活为禁忌。长此以往，必然会影响夫妻之间的感情，影响婚姻生活的质量，导致自己心情郁郁寡欢，甚至抑郁，而良好的心情对疾病的恢复是非常重要的。因此，病友们大可不必有这样的想法。性包括性生活和性爱抚。只要掌握好分寸，病友们一样可以拥有愉悦的性。在慢性肾脏病稳定期，可根据病情适当过性生活，应该适当控制性生活的频率及每次持续时间。而在慢性肾脏病急性发作期、活动期和稳定阶段的初期则暂不适宜过性生活，以免影响

疾病的康复甚至加重病情，这期间，可以通过适当的性爱抚使双方都心情愉悦。中医认为"肾藏精"，肾精充实则温养全身脏腑，过度的性生活容易耗精而伤肾，因此性生活要适度，何为适度？有的人一周1～2次也不觉得累，而有的人更喜欢一个月1～2次，总的来说，就是以性生活后没有疲倦不适为宜。

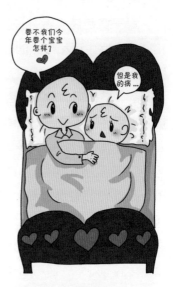

慢性肾脏病患者可有正常性生活，但应注意避孕

解决了"能不能过性生活"的问题之后，可能有的慢性肾脏病患者感觉患病后性能力较前明显下降，一方面慢性肾脏病患者因为疾病本身的影响会导致性欲下降，另一方面所服用的激素和/或免疫抑制剂等药物也可能会引起性欲下降，这个时候病友们不要着急，病情稳定或者停药后可以好转。慢性肾脏病患者在过性生活时要特别注意清洁卫生，在性生活前后需清洁外阴，并在性生活之后立即排尿一次，特别是女性，以防上行性尿路感染后进一步加重肾脏损害。另外，性生活后要注意保暖，避免感冒。

三　慢性肾脏病患者应该如何避孕

众所周知，怀孕会增加肾脏负担，加重肾脏损害。因此，慢性肾脏病患者在病情不稳定或没有怀孕计划的情况下应该严格避孕。女性慢性肾脏病患者不宜选用口服避孕药，口服避孕药都属于性激素类药物，该类药物的生理作用及在体内的代谢过程，大都可能加重肾脏的负担，因为这类避孕药大多需在肝脏内解毒、代谢，最终经肾脏排出体外。如果肾功能不好，则会造成药物在体内蓄积，会加重肾脏负担，甚至会产出毒性反应，促使病情恶化。例如肾性高血压的患者，服用避孕药后，可使血压升高；可以促进糖尿病的恶化，提高患者对胰岛素的需要量，促进糖尿病肾病的发生发展；会增加血液的黏稠度，当患有某些肾脏病，比如肾病综合征、系统性红斑狼疮、糖尿病肾病这些慢性肾脏病患者的血液黏稠度本来就比一般人高，再加上口服避孕药，可增加血液的黏稠性，使发生心脑血管疾病的风险增加。另外，女性慢性肾脏病患者也不宜选用放置宫内节育器的方法避孕，因为放置宫内节育器时要做一些侵入性操作，容易引发生殖道感染，感染后又会加重肾脏病的病情。女性慢性肾脏病患者宜选用避孕套避孕，此方法不会影响肾脏功能。

（黄柳涛）

 作者简介

黄柳涛

硕士研究生、主治医师，广东省生物医学工程学会血液净化分会委员，长期从事慢性肾脏病临床防治和研究工作，在慢性肾脏病一体化诊治及血液净化治疗方面有专长。

第四十九章 | 慢性肾脏病患者的生育问题

💬 主编寄语

　　慢性肾脏病患者能否妊娠，需结合肾功能状况、血压水平、疾病活动程度进行综合评价，同时也要结合患者生育意愿有多强烈而最终决定。慢性肾脏病患者合并妊娠，其病理生理改变复杂，治疗特殊，获得成功妊娠和分娩，需要肾内科、妇产科和新生儿科等多科协作。

　　随着医学的进步，慢性肾脏病患者妊娠率较前升高，总体胎儿活产率明显增加。但是慢性肾脏病患者妊娠仍存在较大风险。孕妇不良结局包括原有的肾脏损害加重、蛋白尿增加、血压升高、并发子痫前期等；而胎儿不良结局包括死胎、胎儿生长受限和早产等。慢性肾脏病患者妊娠问题是患者本人、肾内科医师以及产科医师要共同面临的问题。

一 在妊娠期肾脏会发生哪些生理变化

　　妊娠期，肾脏会发生一系列生理性变化：肾脏体积增大，肾血流量和肾小球滤过率显著增加，至妊娠中期达到高

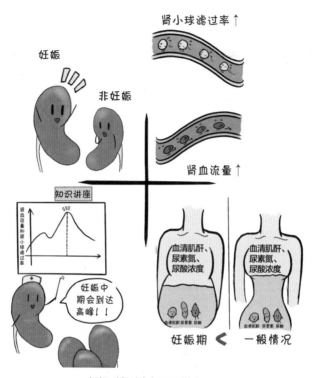

妊娠时肾脏负担明显增大

峰，使体内的代谢产物排出增加，血清肌酐、尿素氮和尿酸水平会略低于非妊娠期。

二 哪些情况会影响慢性肾脏疾病患者的妊娠结局

慢性肾脏病患者的肾功能状况（慢性肾脏病分期）及是否合并高血压和蛋白尿对妊娠结局影响有较大影响，而在慢性肾脏病病因中，狼疮性肾炎和糖尿病肾病等影响最为显著。

1. **慢性肾脏病分期** 肾功能是影响妊娠结局的关键因素。随着慢性肾脏病的进展，肾功能损害加重，剖宫产、早产、小胎龄儿发生率均逐步升高，孕妇肾脏功能恶化、血压升高、并发子痫前期等的概率也逐步增高。

2. 高血压　慢性肾脏病患者高血压发生率较普通人群明显升高，慢性肾脏病患者妊娠后高血压发生率进一步增加，慢性肾脏病合并高血压患者并发子痫前期、肾功能恶化、死胎、胎儿生长受限及早产率较慢性肾脏病同期血压正常者明显增高，若血压不易控制或需要多种降压药物才可控制时，子痫前期的发生率进一步增加。

3. 蛋白尿　大量蛋白尿是慢性肾脏病进展的独立危险因素，慢性肾脏病患者妊娠可加重蛋白尿。蛋白尿导致母体低蛋白血症，可引起胎儿生长受限、新生儿窒息、甚至胎死宫内等情况。此外，肾病综合征会进一步加重孕妇高凝状态。

4. 病情活动　肾病综合征、慢性肾炎以及狼疮性肾炎是否病情活动对妊娠结构的影响也很大，而妊娠本身也可导致以上疾病病情活动。

三、慢性肾脏病患者怎样选择妊娠时机

1. 妊娠时机　慢性肾脏病患者应在慢性肾脏病早期（慢性肾脏病1~2期）且在血压控制正常、24小时尿蛋白定量<1g、未服用致畸药物的情况下可考虑妊娠，但仍需认识到妊娠可能带来的风险。

2. 慢性肾脏病患者以下情况不推荐妊娠

（1）处于慢性肾脏病3~5期。

（2）高血压难以控制的患者，建议暂缓妊娠，直至血压控制正常后。

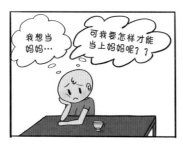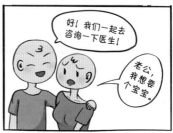

慢性肾脏病患者选择适当的妊娠时机很重要

（3）伴有大量蛋白尿的患者，建议暂缓妊娠，直至治疗控制24小时尿蛋白定量＜1g至少6个月。

（4）活动性狼疮性肾炎增加肾脏病复发、早产和子痫前期的风险，不推荐妊娠，建议暂缓妊娠，直至疾病治疗达到完全缓解状态或病情稳定接近完全缓解状态至少6个月。

（5）伴中、重度肾功能损害的糖尿病肾病患者，妊娠后可出现不可逆肾功能下降及进展到肾病综合征范围蛋白尿风险高，不推荐妊娠。

以上情况的慢性肾脏病患者如仍有强烈妊娠意愿，需要寻求肾脏病专科医师和高危妊娠产科医师的密切随访及新生儿科医生的支持。

四 肾脏替代治疗患者能否妊娠

透析患者的生育能力下降，需强化透析才能提高胎儿的活产率，且即使强化透析患者妊娠风险仍然很高，不推荐血液透析和腹膜透析患者妊娠。出现病理妊娠后，药物或手术终止妊娠时，孕妇大出血等风险明显增加。肾移植受者在医师的指导下，依据病情及治疗情况，可择期妊娠，但不良妊娠结局的风险较健康人群高。胎儿丢失率、胎儿生长受限及感染发生率高，尤其是妊娠前血清肌酐浓度（Scr）>150μmol/L，伴高血压和糖尿病的患者。肾移植受者如有生育意愿，移植后需要一段稳定的时间，调整药物至妊娠相对安全的抗移植排斥方案，且不影响移植肾功能，降低妊娠期急性排斥的风险。

五　慢性肾脏病患者如何进行妊娠自我管理

1. 妊娠前管理

（1）**避孕**：所有慢性肾脏病女性患者在疾病缓解前均要严格避孕。对于育龄期女性，尽量避免使用对生育能力有影响的药物。

（2）**生育能力**：原发疾病和治疗药物可能影响患者的生育能力。肾功能损害加重，体内激素水平异常，不孕率增加；药物不良反应、抑郁症和使用免疫抑制剂都可导致性功能障碍，生育能力下降。尽量避免在育龄期女性使用环磷酰胺和雷公藤，可选择其他适合的药物如钙调蛋白抑制剂、硫唑嘌呤等。

（3）**疾病优化管理**：任何活动性肾脏疾病都有可能导致不良妊娠结局，推荐至少在尝试受孕前3~6个月采用妊娠期安全的免疫抑制剂来获得疾病缓解。

2. 妊娠期管理

（1）**激素及免疫抑制剂**：妊娠期应根据肾脏病情况，尽可能减少糖皮质激素的剂量，在疾病严重活动时，也可以使用大剂量甲泼尼龙冲击治疗，要选用不通过胎盘的皮质激素。除了激素，妊娠期可以使用的免疫抑制剂包括羟氯喹、硫唑嘌呤、环孢素A、他克莫司等。环磷酰胺、吗替麦考酚酯、来氟米特和氨甲蝶呤有致畸作用，妊娠期禁忌使用，应至少在受孕前3~6个月停用。

（2）**降压药物：**建议谨慎维持妊娠期血压130~140/80~90mmHg，注意血压平稳下降，降压幅度不能太大。妊娠期安全的降压药物包括甲基多巴、拉贝洛尔和长效硝苯地平。β-受体阻滞剂（如美托洛尔）和钙通道阻滞剂（如尼莫地平和尼卡地平）仅在孕妇不能耐受上述推荐更安全的降压药时替代使用。利尿剂可导致血液浓缩、有效循环血量减少和高凝倾向，因此，仅当孕妇出现全身水肿、肺水肿、脑水肿及急性心功能衰竭等情况时，才可酌情使用呋塞米等快速利尿剂。螺内酯可通过胎盘，妊娠期应避免应用。血管紧张素转化酶抑制剂可导致心脏和肾脏缺陷，妊娠期绝对禁止使用。

（3）**其他常用药物：**妊娠期促红细胞生成素相对缺乏，慢性肾脏病孕妇可发生严重贫血，影响胎盘和胎儿的生长。建议维持慢性肾脏病孕妇血红蛋白100g/L，使用促红细胞生成素及口服铁剂纠正贫血是安全的。妊娠期女性血pH值偏碱性，除非出现严重酸中毒，慢性肾脏病孕妇一般不需要补充碳酸氢盐。关于治疗钙磷平衡及继发甲状腺功能亢进症常用药物的妊娠安全性研究有限。妊娠期可以用碳酸钙，但目前尚无司维拉姆、碳酸镧或拟钙剂等妊娠期使用的相关研究。伴大量蛋白尿和人血白蛋白<20g/L的患者应该在整个妊娠期间预防血栓，非严重肾病综合征伴其他血栓高危风险因素如膜性肾病或血管炎也要考虑抗凝，可选择皮下注射低分子肝素抗凝，预期分娩时通常停止抗凝，但产后血栓风险高，应尽可能继续抗凝。

3. **妊娠期随访** 患者妊娠期需要肾内科和产科医师合

作，密切随访，以发现疾病活动及产科并发症，肾脏科至少4~6周随访1次，根据肾脏病的严重程度和进展，可以增加监测频率。随访时需要监测血压、肾功能、血尿酸、尿蛋白/肌酐比值、尿红细胞计数、中段尿培养、血糖、血脂、彩超等。

4．分娩期管理

（1）**终止妊娠的指征：** 孕妇或胎儿出现病情恶化，不宜继续妊娠时应终止妊娠。

（2）**分娩方式：** 如病情稳定，无产科剖宫产指征，可考虑经阴道试产；但如果病情加重，估计不能短时间内阴道分娩时，可适当放宽剖宫产的指征。

5．产后管理慢性肾脏病患者的产后管理包括监测肾脏疾病活动情况、监测血压、尿常规和肾功能等；血栓高危患者，必要时继续预防血栓；鼓励患者母乳喂养；给予感情支持，以防产后抑郁症。鼓励慢性肾脏病患者使用最小剂量的妊娠期安全使用的药物，在疾病明显活动需要使用药物控制病情时，不能母乳喂养。

（周宏久）

 作者简介

周宏久

碩士研究生、副主任医师，广东省生物医学工程学会血液净化分会委员，广东省医师协会肾脏病分会委员，长期从事慢性肾脏病临床防治和研究工作，在慢性肾脏病一体化诊治、肾移植随访及血液净化治疗方面有专长。

第五十章

与慢性肾脏病和平共处

💬 **主编寄语**

很多慢性肾脏病是一终身性疾病，难于根治，一旦罹患，可能与之相伴终生。病友既不可轻视疾病，也不可对疾病失去信心，认为治与不治一个样，反正也好不了，这是错误的。病友一定要通过规律随访，正规治疗，与专科医生良好沟通，并通过调整个人的生活方式与作息，并获得家庭与社会的支持，尽可能参加力所能及的工作，树立战胜疾病的信心，形成与疾病和平共处的习惯。

一 如何正确认识与对待慢性肾脏病

绝大多数肾脏疾病，如慢性肾小球肾炎、狼疮性肾炎、IgA肾病、隐匿性肾炎、慢性间质性肾炎、过敏性紫癜肾炎、糖尿病肾病、多囊肾病等目前都无法根治。但是慢性肾脏病也并不可怕，是可防、可控和可治的，如能及早发现、正确诊断和规范治疗，多数慢性肾脏病能得到有效控制，可长期稳定或至少可延缓其进展为尿毒症，即使最终进入尿毒症，也还不是绝症，是可以通过合适的治疗长期生存的，尿毒症的患者如果得到全方位的正式治疗（包括透析或者肾移植），其预期寿命应该是接近正常人的。

二 怎样通过规律随访与慢性肾脏病和平共处

研究表明，对慢性肾脏病患者进行早期有效的干预，可延缓肾脏功能损害的进展，进一步减少并发症和降低死亡率。绝大多数的肾脏疾病都无法治愈，需要长期甚至终生服药，因此定期复查、规律随访十分必要。规律的随访、动态的病情观察，可对病情进行长期追踪与评价，使其后续治疗和康复得到专业、科学的指导，对慢性肾脏病的治疗与病情的控制有着重要意义。对于病情稳定的慢性肾脏病患者，至少每3个月进行尿常规、尿蛋白肌酐比值、肾功能、血脂、血糖、尿酸、血常规和其他一些特殊的检查如抗核酸抗原抗体（ANA）、抗中性粒细胞胞浆抗体（ANCA）、补体、抗双链DNA抗体等，可早期发现慢性肾脏病进展的危险因素，进而为患者提供及时、有效、规范、科学的诊疗服务。同时，对于病程中的各种不适主诉尽早告知医生，以便及时进行相应的指导和合理的治疗，及时纠正影响疾病进展的不良因素，延缓病情进展，防治并发症的发生。

三 怎样通过建立良好的医患关系与慢性肾脏病和平共处

良好的医患关系是保证医疗服务质量的基础，而医患沟通是建立和谐医患关系的前提。医务人员应当及时了解并尽可能满足患者的合理需求，将人性化服务贯通于医疗服务的全过程。在与患者沟通过程中，要灵活地运用沟通技巧，注重语言交流时保护性、科学性、艺术性、灵活性、解释性、鼓励性相统一的原则。在交流过程中语言亲切，态度诚恳，服务周到，注意维护患者的自尊，耐心倾听患者的诉说，了解患者压力的来源，采取个性化干预措施，如倾听、解释、鼓励、提示、暗示、调整等，唤起患者的求生欲望，树立战胜病魔的信心。同时，患者要增强对医务人员的信任和理解，建立相互尊重、理解、信任的新型医患关系，积极配合治疗，争取早日康复。

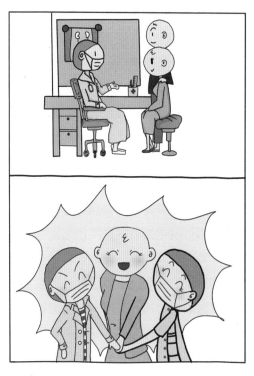

医生与慢性肾脏病患者具有共同的目标

四 怎样通过建立健康的生活方式与慢性肾脏病和平共处

慢性肾脏病的进展除原发病本身的原因外，在一定程度上与不良生活方式等因素有关，即不良生活方式直接或间接地导致或加重了肾脏损害。早期认识并纠正不良的生活方式，可避免或者延缓肾损伤的进展。因此，倡导并建立以合理膳食、适量运动、戒烟、限酒等为基石的健康的生活方式（详见第四十一章及第四十七章），是延缓慢性肾脏病进展不可忽视的手段。

五 怎样通过保持积极乐观的心理状态与慢性肾脏病和平共处

世界卫生组织指出，心理健康是健康的重要组成部分。积极的情绪在调节人的行为和活动方面起着积极的作用，而消极的情绪则对人的活动起着消极的作用。慢性肾脏病患者若得不到及时有效的治疗，病情可呈现进行性发展，最终进展至尿毒症期，需要接受肾脏代替治疗维持生命。且由于临床治疗时间长、医疗费用高、病情易反复发作，患者常存在不同程度的心理障碍，其中以尿毒症患者的心理障碍尤为明显，以焦虑和抑郁状态最为突出。因此，应教育患者正确认识自身疾病，克服恐惧心理，采取有效措施缓解精神压力，必要时寻求专业心理辅导和治疗，纠正和治疗病态的心理。同时，指导患者加强自我修养，提高自我控制能力，保持乐观向上精神状态，与疾病快乐相处。

怎样通过调整睡眠质量与慢性肾脏病
和平共处

　　睡眠作为人类的基本生理活动之一，对维持机体正常的
免疫功能有着重要意义，良好的睡眠质量和适宜的睡眠时间
是人体健康所必需的。睡眠质量下降和睡眠时间异常可改变
人体的生物节律，导致人体内分泌紊乱，增加冠心病、高血
压、2型糖尿病和肥胖的发病风险，也是慢性肾脏病进展的
危险因素之一。慢性肾脏病特别是尿毒症患者普遍存在睡眠
障碍，一方面是因为CKD患者肾功能受损，代谢性酸中毒
及大量尿毒症毒素在体内蓄积，导致睡眠质量下降；另一方
面，血液透析患者作为特殊人群，年龄、透析龄、微炎症状
态等也是影响其睡眠质量的重要因素。因此，对于慢性肾脏
病患者可通过调整饮食结构、控制体重、调整作息时间、改
变生活方式、减少咖啡因和尼古丁的摄入及充分透析等改善
睡眠，进而提高生活质量和远期生存率。

 怎样通过取得家庭和社会的支持与慢性
肾脏病快乐相处

　　社会与家庭支持是缓解疾病所致身心压力的关键性因素
之一。社会支持从性质上可以分为两大类：一类为客观的、
实际的支持，主要是指来自家庭成员、亲友以及组织、团体
在物质上和精神上给予的支持和帮助；另一类是主观的、情
感上的支持，主要是指个体在家庭及社会中受尊重、被理解
的情感体验。社会支持度高可减轻个体心理应激、缓解紧

张情绪、提高社会适应能力，是维系正常的社会生活必不可少的，而患者生活中遇到的一些问题往往是由于缺乏必要的家庭、社会支持而产生的，如患者单独居住、缺乏父母和/或子女等的关心鼓励以及遇到烦恼时无倾诉及求助对象、遇到困难时得不到经济援助、在社会和家庭关系中得不到尊重等。

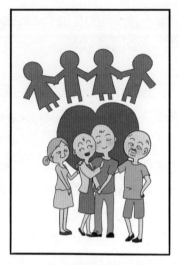

慢性肾脏病患者需要家庭和社会的支持

因此，建立和完善社会及家庭支持系统，给患者提供更多的关心和帮助，使患者感受到更多的温暖和关爱，保持良好的心态，积极参加各种有益身心的社会活动如肾友会，提高社会适应能力，积极回归社会，达到与疾病快乐相处。

（周宏久）

作者简介

周宏久

硕士研究生、副主任医师，广东省生物医学工程学会血液净化分会委员，广东省医师协会肾脏病分会委员，长期从事慢性肾脏病临床防治和研究工作，在慢性肾脏病一体化诊治、肾移植随访及血液净化治疗方面有专长。